附：图文速查

第一部分　认识糖尿病 ································· 001

一　糖尿病典型症状 ···················· 001

二　糖尿病前期的诊断标准 ············ 002

三　糖尿病的分型 ······················· 002

四　糖尿病的病因 ······················· 002

五　糖尿病进展与并发症发展 ········· 003

六　糖尿病的并发症和危害 ············ 004

七　面对 2 型糖尿病我们该怎么办 ··· 005

第二部分　如何"迈开腿" ······················· 006

一　运动前评估 ························· 009

二　运动处方 ···························· 012

三　成人 2 型糖尿病运动类型推荐 ··· 016

四　运动的注意事项 ···················· 020

五　特殊人群的运动建议 ··············· 023

六　运动处方范例 ······················· 028

七　动作图谱 ···························· 028

第三部分　怎样"管住嘴" ······················· 059

一　糖尿病膳食原则 ···················· 059

二　糖尿病饮食"三计方针" ············ 060

三　糖尿病患者每日膳食参考 ·············· 060

四　糖尿病患者热量计算方法 ·············· 061

五　中国居民平衡膳食餐盘 ·············· 063

六　常见食物血糖指数表、食物血糖负荷表 ·········· 064

第四部分　正确监测　心中有数 ··········· 067

一　血糖监测 ··············· 067

二　连续血糖监测对日常生活的影响 ········· 069

三　血压监测 ··············· 070

四　心率监测 ··············· 071

五　睡眠监测 ··············· 072

六　每日膳食、用药记录表 ············ 073

七　日常活动、睡眠记录表 ············ 074

第一部分　认识糖尿病

一　糖尿病典型症状

- "三多一少"（多饮、多食、多尿、体重减轻）
- 随机血糖 ≥ 11.1mmol/L；或空腹血糖 ≥ 7.0mmol/L；或口服葡萄糖耐量试验（OGTT）2 小时血糖 ≥ 11.1mmol/L

"三多一少"

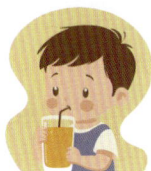 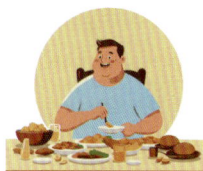 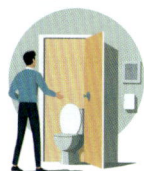 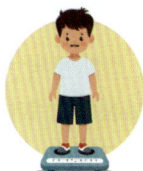

多饮　　　　多食　　　　多尿　　　体重减轻

其他表现

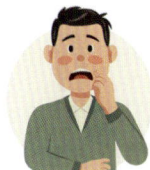 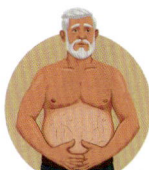

瘙痒　　　　皮肤干燥

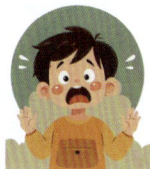 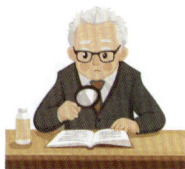 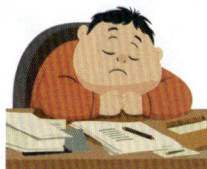

饥饿　　　　视物不清　　　　疲倦

二　糖尿病前期的诊断标准

1 6.1mmol/L ≤空腹血糖 < 7.0mmol/L

2 7.8mmol/L ≤ OGTT 2h 血糖 < 11.1mmol/L

若符合其中一项即可诊断为"糖尿病前期"

（详细内容见《抗击糖尿病：运动康复方法与实践》第一章第一节）

三　糖尿病的分型

01

1 型糖尿病
需要终身依赖
胰岛素

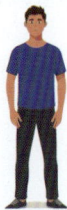

02

2 型糖尿病
胰岛素抵抗或
分泌减少

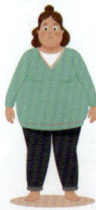

03

特殊类型糖尿病
病因相对明确

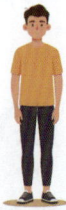

04

妊娠糖尿病
妊娠期间血糖
或糖化血红
蛋白水平过高

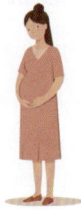

四　糖尿病的病因

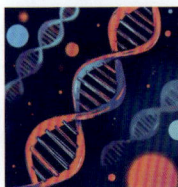
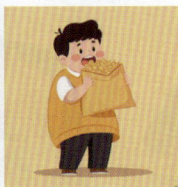
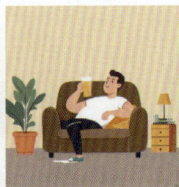
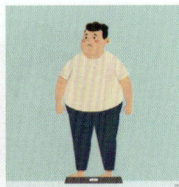

遗传　　　　不良的饮食习惯　　　缺乏运动　　　　肥胖

- 1. **遗传因素**　有糖尿病家族史的人群属于高危人群,患糖尿病的风险明显高于其他人群。
- 2. **肥胖**　在肥胖个体中,2 型糖尿病的发生率是高的。
- 3. **不良的饮食习惯**　高糖、高脂肪、高胆固醇的饮食也会增加患糖尿病的风险。
- 4. **缺乏运动**　长期不运动,身体机能下降,可以导致身体对于胰岛素的敏感性下降、胰岛素调节血糖的能力减弱,更容易患糖尿病。

五　糖尿病进展与并发症发展

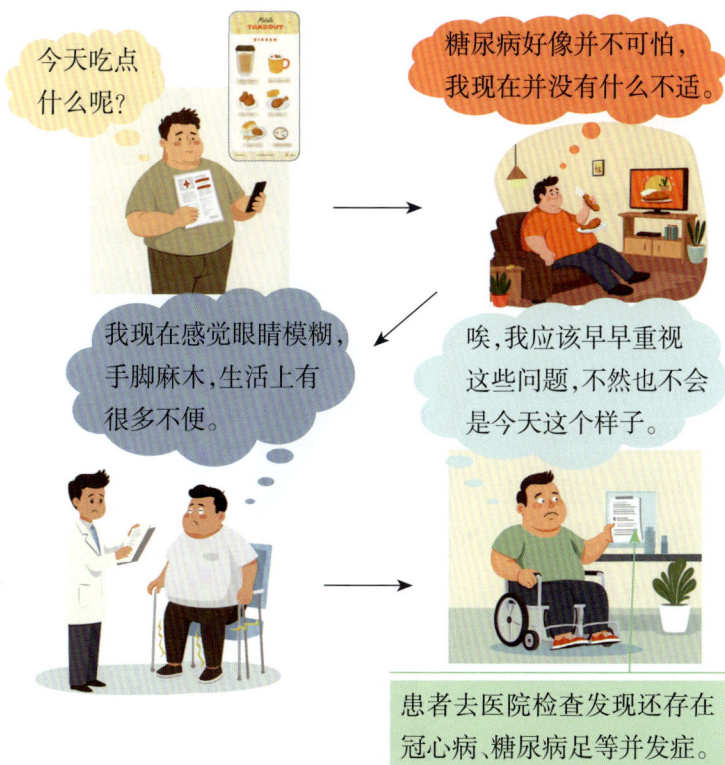

今天吃点什么呢?

糖尿病好像并不可怕,我现在并没有什么不适。

我现在感觉眼睛模糊,手脚麻木,生活上有很多不便。

唉,我应该早早重视这些问题,不然也不会是今天这个样子。

患者去医院检查发现还存在冠心病、糖尿病足等并发症。

六　糖尿病的并发症和危害

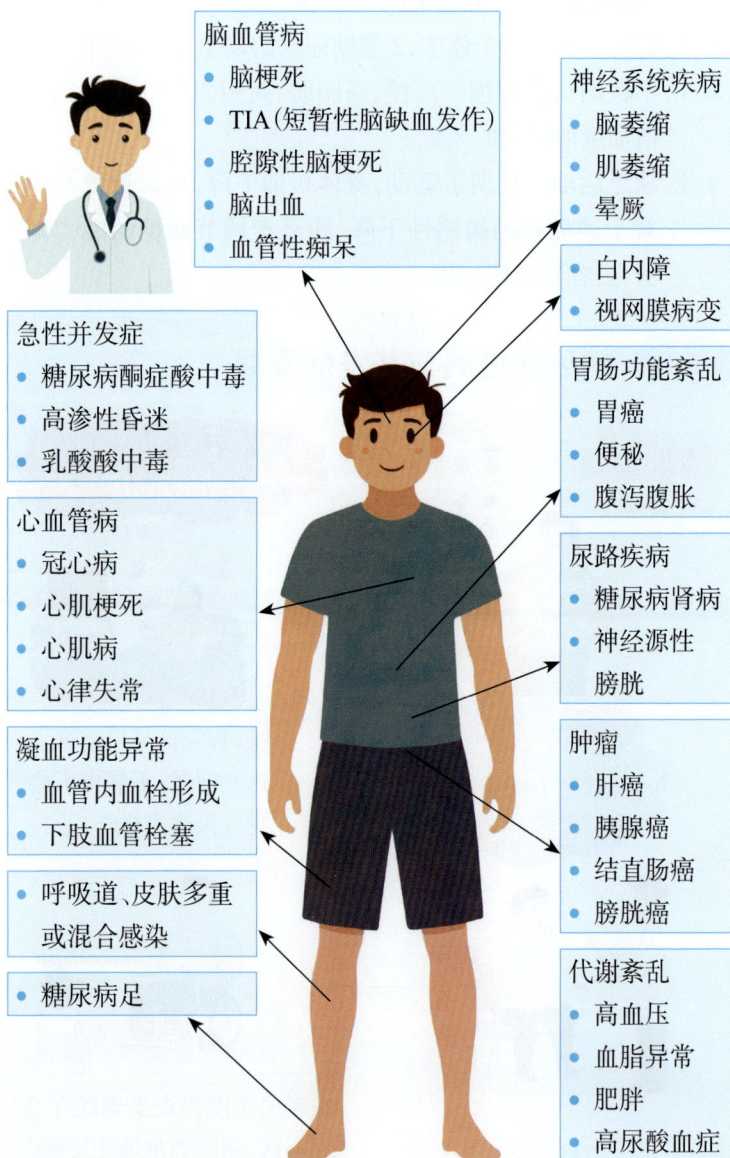

脑血管病
- 脑梗死
- TIA（短暂性脑缺血发作）
- 腔隙性脑梗死
- 脑出血
- 血管性痴呆

神经系统疾病
- 脑萎缩
- 肌萎缩
- 晕厥

- 白内障
- 视网膜病变

急性并发症
- 糖尿病酮症酸中毒
- 高渗性昏迷
- 乳酸酸中毒

胃肠功能紊乱
- 胃癌
- 便秘
- 腹泻腹胀

心血管病
- 冠心病
- 心肌梗死
- 心肌病
- 心律失常

尿路疾病
- 糖尿病肾病
- 神经源性膀胱

凝血功能异常
- 血管内血栓形成
- 下肢血管栓塞

肿瘤
- 肝癌
- 胰腺癌
- 结直肠癌
- 膀胱癌

- 呼吸道、皮肤多重或混合感染

- 糖尿病足

代谢紊乱
- 高血压
- 血脂异常
- 肥胖
- 高尿酸血症

七 面对 2 型糖尿病我们该怎么办

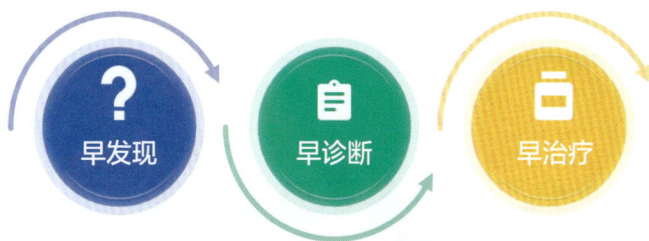

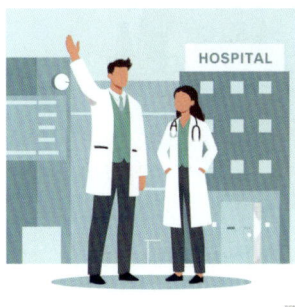

及时就医

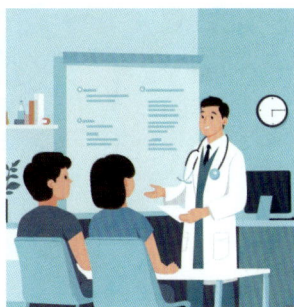

健康指导

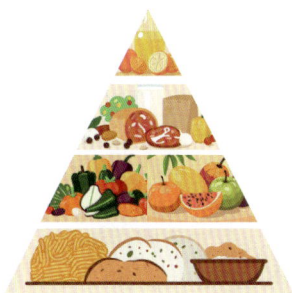

健康饮食

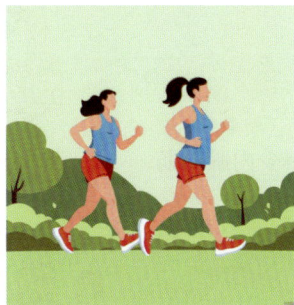

积极锻炼

第二部分　如何"迈开腿"

健康生活"六字箴言"

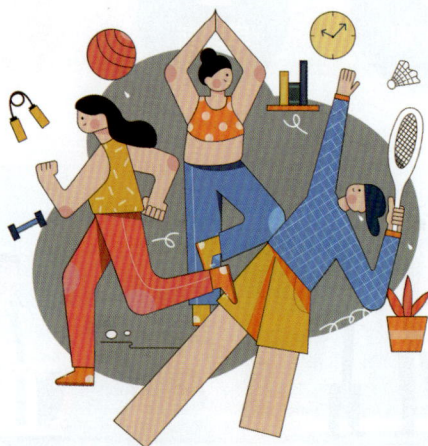

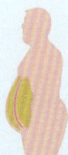

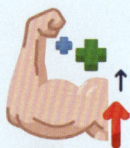

减少内脏脂肪	增加外周肌肉	改善呼吸睡眠
调节肠道菌群	舒缓心理压力	和谐人际关系

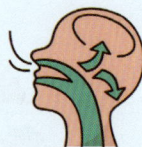

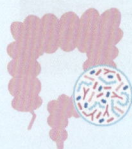

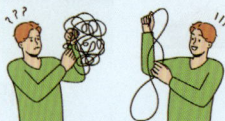

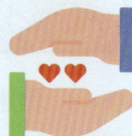

运动是糖尿病患者的良医和良药

👍 促进心理健康

👍 延长预期寿命　　　　　👍 预防和治疗并发症

👍 提高胰岛素敏感性　　　👍 改善血糖、血脂和血压

👍 提高基础代谢率　　　　👍 改善生活质量

👍 促进脂肪消耗

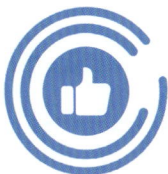

糖尿病患者的运动误区

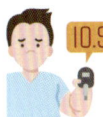

✕ 运动前后，不测血糖

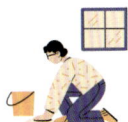

✕ 早上空气好，空腹就去运动

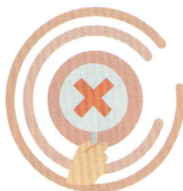

✕ 做家务就可以代替运动

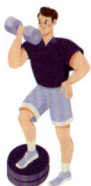

✕ 运动不规律，想起来运动才去运动

✕ 忽视运动前热身和运动后放松

✕ 运动强度越大越好

✕ 睡前1小时运动，尤其是剧烈运动

- 不规律、高强度的运动不利于运动降糖，反而会增加运动损伤的风险。
- 空腹运动会增加低血糖晕倒和跌倒的风险。
- 忽视运动前热身和运动后放松，也容易出现肌肉骨骼系统运动损伤的情况。

因此，如何**科学、规律、安全运动**是糖尿病患者需要重点关注的内容。

运动处方的制订流程

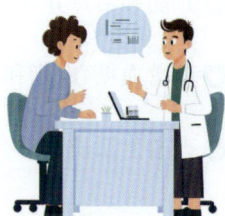

询问病史及相关信息

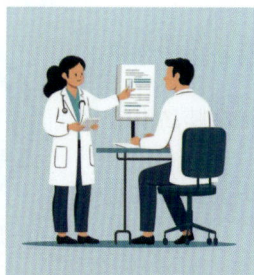

全面检查及评估

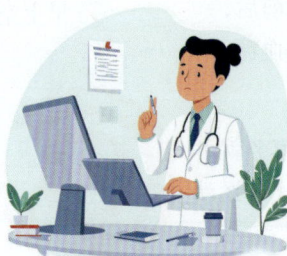

制订运动方案

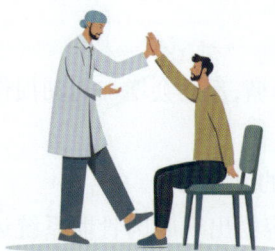

实施运动方案

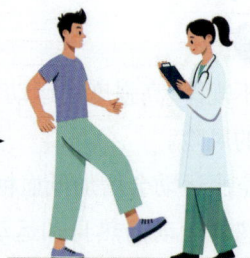

运动方案调整与进阶

一 运动前评估

全面的体检

为了评估运动风险，制订个性化的运动处方，糖尿病患者需要全面了解自己的身体状况，明确运动适应证并排除运动禁忌证后，再进行全面体检，方可进行运动。

绝对适应证

- 糖耐量减低者、无显著高血糖和并发症的 2 型糖尿病患者、稳定期的 1 型糖尿病患者、肥胖型 2 型糖尿病患者。

绝对适应证

- 有微量白蛋白尿、无眼底出血的单纯性视网膜病、无明显自律神经障碍的糖尿病外周神经病变等轻度合并症的患者，在饮食指导和药物控制血糖后，再进行运动疗法。
- 无酮症酸中毒的 1 型糖尿病患者，在调整好饮食和胰岛素用量的基础上进行运动治疗，能有效控制血糖在良好的水平。

绝对禁忌证：

- 血糖控制不稳，有发生低血糖风险者。
- 血糖 > 16.7mmol/L 的患者，即使血酮或尿酮水平在参考范围内，进行身体活动时也需保持谨慎。
- 有明显酮血症或酮酸中毒，血糖 > 13.9mmol/L。
- 严重糖尿病肾病、糖尿病足、严重的眼底病变。
- 严重心脑血管疾病（不稳定性心绞痛、严重心律失常、一过性脑缺血发作）、新近发生的血栓。
- 合并急性感染。

身体素质评估流程

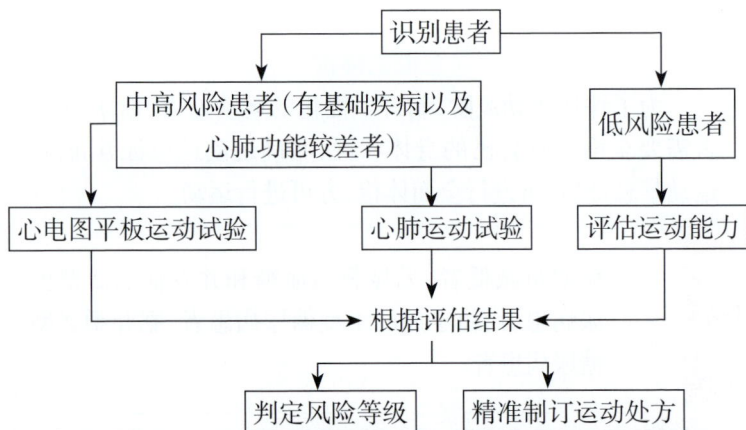

识别患者

→ 中高风险患者(有基础疾病以及心肺功能较差者)

低风险患者

心电图平板运动试验　　心肺运动试验　　评估运动能力

→ 根据评估结果 ←

判定风险等级　　精准制订运动处方

身体素质评估——有氧能力

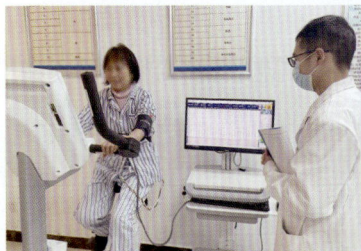

(1)平板运动试验

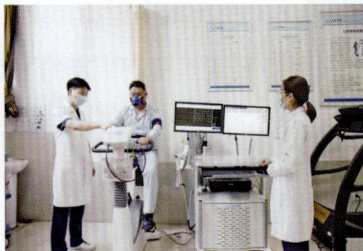

(2)心肺运动试验

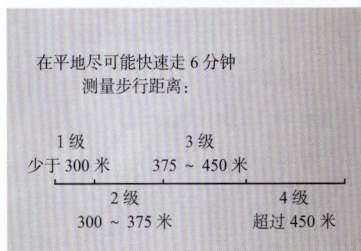

在平地尽可能快速走6分钟测量步行距离:

1级　　　　3级
少于300米　375～450米

2级　　　　4级
300～375米　超过450米

(3)6分钟步行测试

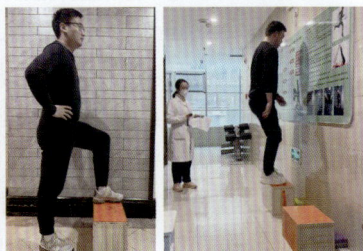

(4)台阶测试

身体素质评估——肌肉力量

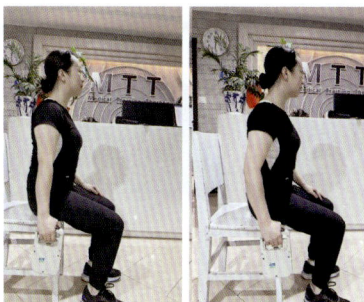

（1）握力测试

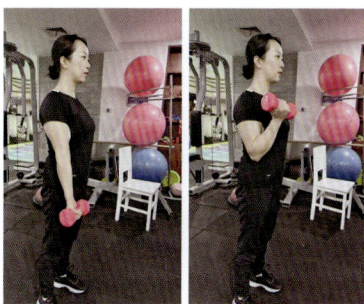

（2）60 秒固定负荷负重屈肘

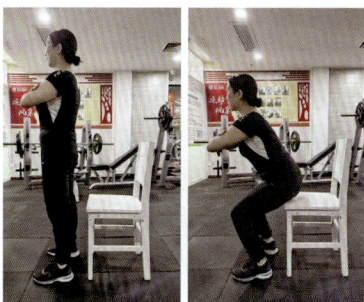

（3）60 秒座椅试验

身体素质评估——柔韧性

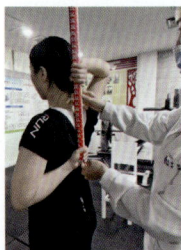

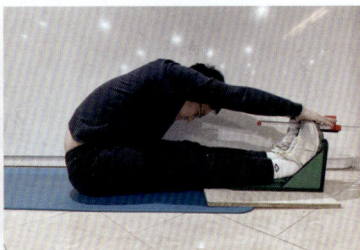

(1)摸背测试　　　　　(2)座椅前伸试验

身体素质评估——平衡及协调能力

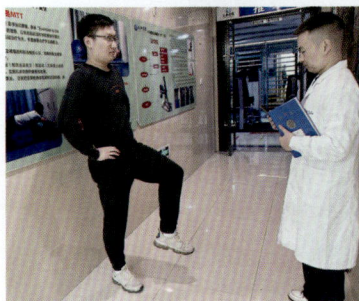

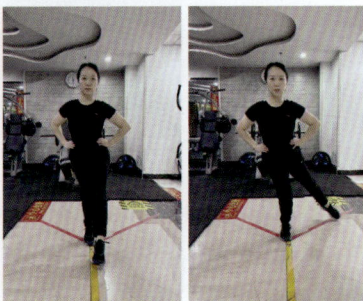

(1)单腿站立　　　　(2)Y字平衡(Y-balance)测试

二　运动处方

运动处方原则	→	评估与制订	→	实施指导
因人而异,制订合理运动处方,包含有氧、抗阻、柔韧性、平衡练习。		健康状况和运动能力评估,考虑适应证、禁忌证、目的、时效性、偏好。		专业人员指导下进行初始运动。

运动处方要素——运动频率

- 推荐每周至少 3 天中等强度身体活动
- 累计 150 分钟以上
- 平均每天主动身体活动 6 000 步
- 减少久坐时间,每小时起来动一动

每周至少运动 5 天

运动需要长期坚持才能取得良好的效果,因此建议糖尿病患者每周至少运动 5 天,可以选择不同的运动方式和时间,以增加运动的趣味性和多样性。

运动处方要素——运动强度

低强度

中等强度

高强度

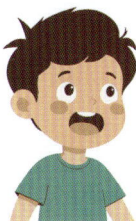

运动时可以顺畅说话

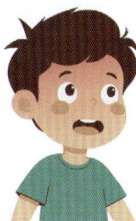

运动时呼吸急促、气喘,但可以断断续续说话

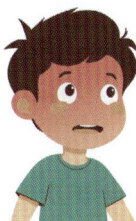

运动时不能完整说话

建议根据运动习惯、健康状况确定起始运动强度,以低强度有氧运动(30% ~ 39%HRR)起始,逐步增至中等强度(40% ~ 59%HRR),再至较大强度(60% ~ 69%HRR)的有氧运动,主观用力等级和谈话试验法可以用来调整或细化运动强度。

运动处方的要素——运动时间

中等强度以下的运动

适合餐后 1.0 ～ 1.5 小时进行。

饭后百步走。饭后适当运动，可以消耗血糖，但如果运动过量则会造成运动后的血糖过度下降。尤其是晚上临睡前的长时间运动，可能出现夜间低血糖，这种情况更容易在消瘦型患者中出现，此时应降低运动量或增加睡前饮食，防止出现低血糖。

高强度运动

适宜安排在餐前进行。

餐前的高强度运动，可以快速升高血糖，使体内产生较多的应激激素。此时由于血糖较高，进食时不会有强烈的饥饿感，能够避免过度饮食，比如 1 分钟高强度运动，休息 30 秒，第 2 次高强度运动 1 分钟，再休息 30 秒，重复 6 遍，然后再去进餐。

建议每天用于提高心肺耐力的有氧运动时间应在 30 分钟以上。

运动处方的要素——运动方式

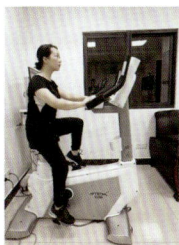 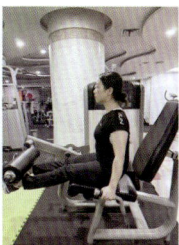 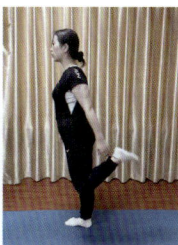 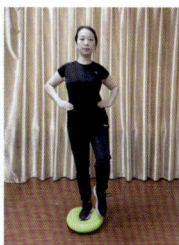

有氧运动　**抗阻运动**　**柔韧性运动**　**平衡训练**

根据改善身体运动能力的不同可分为有氧运动、抗阻运动、柔韧性运动和平衡、协调性运动等。

运动处方的要素——运动量

运动量不足	运动量适宜	运动量过大
运动后无汗，无发热感，脉搏无变化，在 2 分钟内恢复。	运动后有微汗，轻松愉快，稍感乏力，休息后可恢复，次日体力充沛。	运动后大汗，胸闷气短，非常乏力，休息 15 分钟脉搏未恢复，次日周身乏力。

推荐 2 型糖尿病患者每周至少累计进行 150 ～ 300 分钟中等强度或 75 ～ 150 分钟较大强度的有氧运动，或中等强度和较大强度有氧运动相结合的等效组合，每周运动量超过 300 分钟的中等强度或 150 分钟较大强度有氧运动将获得更多健康益处。

运动处方的要素——运动进阶

牢记"123579"原则

- 1：餐后 **1** 小时后运动
- 2：**2** 种运动形式：有氧＋抗阻
- 3：运动持续时间 **30** 分钟
- 5：每周至少活动 **5** 天
- 7：每次运动最大心率不超过(**170** － 年龄)次／分
- 9：运动要**长久**

运动进阶应包括适应阶段、提高阶段和维持阶段 3 个阶段。进阶通常是先提高运动的频率和每天运动的时间，最后提高运动强度。在运动计划的开始阶段，特别是无规律运动习惯者，采取"低起点，缓慢加"的策略，可降低运动相关的心血管事件和损伤风险，以及增加个体对运动的适应性和依从性。

三 成人 2 型糖尿病运动类型推荐

成人 2 型糖尿病运动类型推荐——有氧运动

有氧运动的特点是：需要大肌肉群运动，运动通常持续一段时间，强度不大，机体氧气摄入充足，它的作用是可以消耗能量、提高心肺功能。

进行有氧运动时，一般建议中等运动强度，即感觉稍稍用力，心跳和呼吸加快，但呼吸不急促，能说话，但不能唱歌，此时的运动强度是比较合适的。

也可通过估算靶心率确定运动强度，靶心率即运动时应达到和保持的心率。

运动中，将心率控制在靶心率范围内，是最安全、最有效的运动强度。肥胖合并冠心病患者在制定运动强度计划时需要将靶心率范围设置得低于健康人群

靶心率（次／分）公式：

年轻人，（220 − 年龄）×85%；

中年人，（220 − 年龄）×70%；

老年人，（220 − 年龄）×60%

例如：你的年龄20岁，则通过计算，靶心率为170次/分左右，运动中，将心率控制在此区间

如何测定心率？教你一个简易的方法，用手测脉搏数10秒 ×6，即可以代表每分钟心率

有氧运动一般选择在饭后进行。从吃饭第一口算起，在饭后 30 ~ 90 分钟，运动时机要相对固定，例如每次都是晚餐后或早餐后运动，不要空腹运动。

有氧运动

步行、慢跑、骑自行车、
游泳、划船、跳舞等

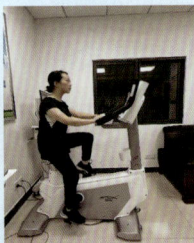

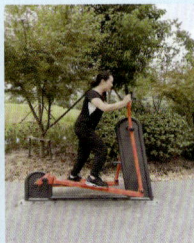

频率:**每周 3 ～ 7 次**,两次活动之间不超过连续 2 天。
运动量:每次有效运动时间 20 ～ 60 分钟,每周 15 ～ 300
分钟中等强度活动。
建议根据个体健康状况、年龄、体重和个人目标,逐渐增加
运动的强度和时长。

成人 2 型糖尿病运动类型推荐——抗阻运动

抗阻运动重肌肉需要克服一定阻力进行收缩,是一种负
荷强度高、瞬间性强的运动。

抗阻运动

徒手:爬楼梯、俯卧撑、
引体向上
辅具:弹力带、弹力绳、
哑铃
器械:腿部推举肌、划
船机、高位下拉机

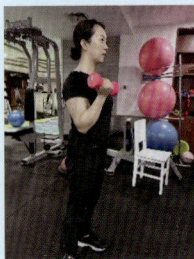

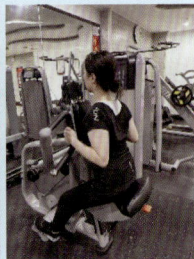

频率:**每周 2 ~ 3 次**,每周每个肌群 2 ~ 3 次。

运动量:每次运动总时间 30 分钟左右,每个肌群 3 ~ 5 组,每组 8 ~ 12 次。

建议先增加阻力,然后增加组数,最后增加训练频率。

成人 2 型糖尿病运动类型推荐——柔韧性训练

柔韧性训练是使肌肉长度拉长并保持的运动,它可以放松肌肉、避免肌肉紧张。适当的柔韧性训练对维持正常的关节活动度十分有益。

柔韧性训练

静态拉伸、动态拉伸、瑜伽等,拉伸到紧绷或轻微不适的程度。

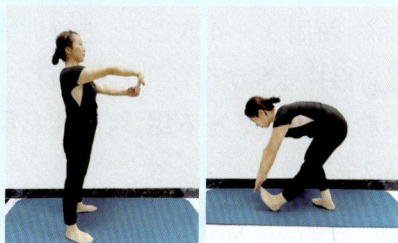

频率:**每周 3 ~ 4 次以上**

运动量:每次拉伸维持 20 ~ 30 秒,每个动作 3 ~ 5 组,拉伸到紧绷或轻微不适。

建议在肌肉和关节热身完成后进行。

成人 2 型糖尿病运动类型推荐——平衡及协调训练

平衡及协调训练可以提高静态和动态平衡能力,防止摔倒,预防和降低运动风险。

平衡及协调训练

包括平衡能力、配合能力及节奏能力等。常见的平衡及协调训练包括**单腿站立**、**指鼻训练**及**平衡垫练习**等。

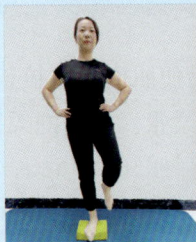

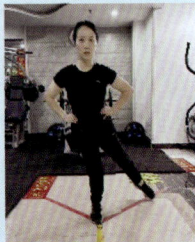

频率:**每周 3 ~ 4 次**以上,进行训练时,静态保持的训练可尽量保持标准动作直到无法维持。

运动量:**每次 3 ~ 6 组**,组间休息需完全放松下来,组间休息 2 ~ 3 分钟。

建议进行平衡训练时应小心,尽量降低跌倒的风险。

四 运动的注意事项

运动的注意事项——运动前

检测血糖:只有当血糖稳定、身体状况良好的情况下方可进行运动。

运动前检测血糖

| 如果血糖值少于100mg/dL（1mmol/L = 18mg/dL） | 如果血糖值在100 ~ 250mg/dL | 如果血糖值在251 ~ 300mg/dL，尿液中没有酮，并且您感觉良好 | 如果血糖值高于250mg/dL，且尿液中有酮 | 如果血糖值高于300mg/dL，尿液中没有酮，并且您感觉良好 |

运动前摄入碳水化合物（20 ~ 30g）

可以运动　　不可以运动

谨慎运动，避免高强度运动

和医生一起基于您的医疗现状和整体健康状况来制定最好的活动课程

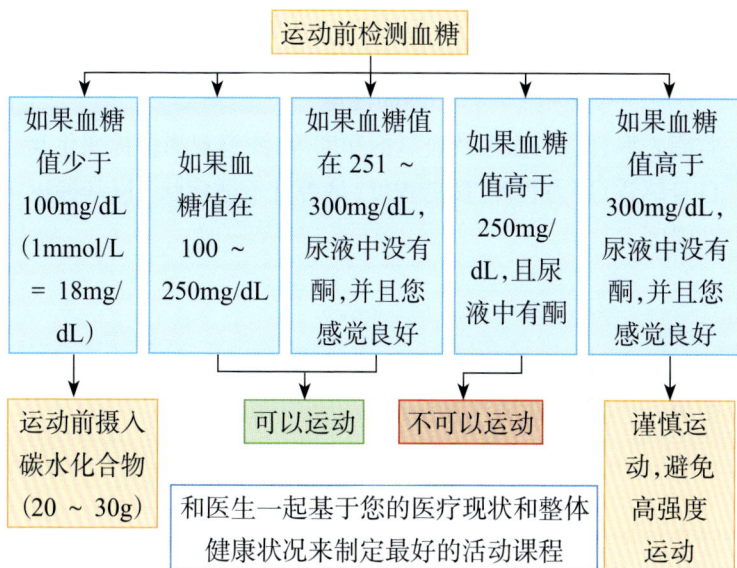

❶ 寻找环境好且安全的运动 场地、合适的运动伙伴,随身携带可以迅速补充血糖的食物及糖尿病救助卡。

❷ 选择大小适中的运动鞋和松口的棉线袜,要注意鞋的密闭性和透气性;选择宽松、轻便、吸汗、透气性强的衣服。

❸ 运动前将胰岛素注射在腹部,避免肢体活动使胰岛素吸收加快、作用加强,发生低血糖。

❹ 运动前需要按照运动方案进行热身活动,活动各关节,激活肌肉,使身体逐渐进入运动状态,避免运动损伤。

运动的注意事项——运动过程中

随时注意

监测心率、血压、血糖及血氧饱和度等,注意观测指标变化及自身感觉(用力程度,疲劳程度,是否有不适症状),以掌握运动强度。

应对天气

天气炎热时,应及时补充水分,但不能一次性过多饮水;避免中暑;天气寒冷时要注意保暖。

注意运动中低血糖

随身携带急救卡及糖块、饼干等,避免空腹和饱腹运动。

动作标准

无减重要求的患者可先进行有氧训练,再进行平衡及协调训练,接着进行抗阻训练,最后进行柔韧性训练;有减重需求的患者则先进行平衡及协调训练,再进行抗阻训练,接着进行有氧训练,最后进行柔韧性训练。

运动的注意事项——运动后

运动即将结束时,应做 5 ~ 10 分钟的恢复整理运动,并逐渐使心率降至运动前水平,不要突然停止运动,运动结束后可慢慢走动,或站立远眺,待心率和血压稍平稳后再坐下或者躺下。不要立即洗凉水澡,可休息一段时间(心率降至运动前水平)后再洗澡,最好洗温水澡;及时擦汗,避免着凉,不要立即进空调房,穿好外衣。

监测血糖	掌握运动强度和血糖变化的规律,若出现低血糖,可适当降低运动强度。
检查双脚	有无红肿、紫绀、水疱、血疱、感染等。
运动后的感觉	若出现持续性疲劳、运动当日失眠、运动后持续性关节酸痛等不适,则表示运动量过大。
饮食	长时间大运动量的运动结束后饭量也需看情况适当增加。

五 特殊人群的运动建议

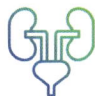

特殊人群的运动建议——糖尿病肾病者

01 对于糖尿病肾病患者,在满足糖尿病运动治疗适应证的情况下,没有必要对体力活动进行特殊限制。

02 高血压为常见病,为控制血压反应和疲劳,可能需要进行低强度的运动,避免进行导致血压过度升高的运动(如举重高强度有氧运动),并在活动期间避免屏气。

03 如果能将电解质水平控制在一定范围内,透析治疗期间可以进行轻度至中度运动。注意监测血压,定期尿检,关注肾功能、电解质和酸碱平衡。

特殊人群的运动建议——糖尿病足者

01 预防长期卧床或固定姿势导致压疮;限制可能导致足部创伤的运动,如长时间徒步慢跑或在不平的路面上行走。

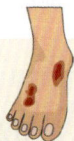

02 应该根据糖尿病足溃疡分级进行选择,1 ~ 3 级出现表面溃疡推荐非负重运动,大多可采取坐位、半卧位或卧位完成运动;4 级以上不宜运动。

03 更适合非负重运动,尽可能减少需要过度平衡能力的活动,避免足底溃疡未愈合者进行水上运动。

特殊人群的运动建议——合并糖尿病视网膜病变者

01 对于不稳定的增生型糖尿病视网膜病变和严重的视网膜病变,要避免进行需要屏气的剧烈的高强度活动。

02 避免低下头的活动(如瑜伽、体操)或会使头部不适的活动。选择有氧运动强度较低的运动,每次运动的时间不超过 30 分钟,每周不要超过 3 次。

03 患有不稳定或未经治疗的增生型糖尿病视网膜病变、近期全视网膜光凝或其他近期眼科手术治疗的患者,禁止进行运动。

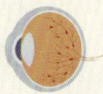

特殊人群的运动建议——合并脑血管病者

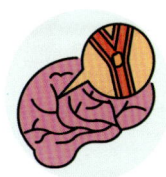

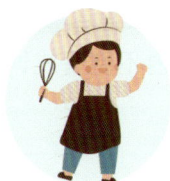

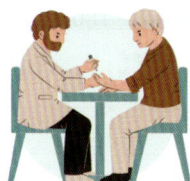

原则一

合并新近发生脑血管意外并有肢体偏瘫,应先进行脑卒中常规肢体康复训练。

原则二

通常采用日常生活动作的训练,其运动强度多为低强度运动。

原则三

体能和运动耐力有所恢复后,再根据血糖及胰岛素情况按照糖尿病的运动处方进行调整。

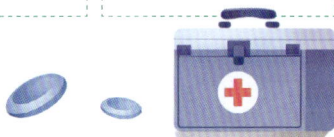

特殊人群的运动建议——合并冠心病者

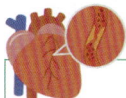

运动强度

运动强度必须个体化。冠心病有不稳定心绞痛者先行心脏病专科处理。

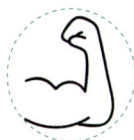

节律缓慢

选择节律比较缓慢,使上、下肢大组肌群适当活动的项目,如太极拳、步行和骑自行车等运动。

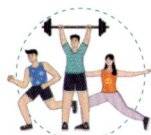

运动前

血压 > 180/120mmHg 时禁止运动,避免举重或屏气;运动前 2 小时内不饱餐或饮用兴奋性的饮料。

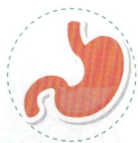

运动时

运动开始时应进行准备活动,结束时不应骤然停止,避免突然增加运动量。

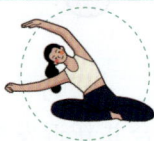

特别注意

在运动中出现腹痛、胸痛、呼吸困难、气短或气短加剧、心悸、虚弱、出虚汗、极度乏力或心绞痛发作等情况时应立即停止,必要时就医。

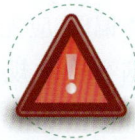

特殊人群的运动建议——合并骨质疏松者

01 选择有氧耐力运动,如慢跑、快走等,不宜选择高强度短时间的运动。

02 适当进行肌力的训练,如哑铃。强度逐渐增加,严重骨质疏松的病友可进行间歇运动。

03 进行平衡和灵活性训练是预防跌倒的重要运动方式,如体操、舞蹈、太极拳等。

04 场地平整,尽量选择阳光充足的地点,但不要在正午。

05 出现骨痛、抽筋等,立即休息,若无缓解及时就医。

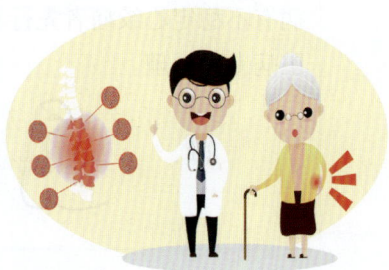

特殊人群的运动建议——不同高血糖类型者

单纯空腹血糖高

- 建议晚餐尽量在 19 点前进餐，晚餐后 1 小时开始运动。
- 运动 40 分钟左右有效，运动以快走、慢跑、散步、游泳、骑车为主，以微微出汗和轻度的心率加快为宜。
- 运动前后要进行血糖监测，避免低血糖的出现。

餐后血糖偏高

- 可选择在每餐餐后半小时开始快步走或散步、慢跑，并且要进行相应的饮食控制。
- 可对食物增加咀嚼频率，每口食物咀嚼达 20 次以上，减慢食物消化吸收的速度，控制食量，降低餐后血糖的整体水平。

特殊人群的运动建议——无法规律运动者

碎片化运动（适用于因工作原因，不能每天坚持规律运动者）

减少静坐时间（适用于长期久坐工作者）

- 因工作原因，不能每天坚持固定较长时间的规律运动，可采用碎片化运动，少量多次，有氧运动与抗阻运动相结合。
- 减少静坐的时间，每坐 30 ~ 60 分钟站立起来进行轻、中幅度活动，增加机体活跃度，减轻胰岛素抵抗。

六　运动处方范例

居家锻炼、治疗中心锻炼、健身房锻炼、户外运动和社区锻炼的运动处方范例详见第六章第四节。

七　动作图谱

（一）上肢徒手训练

1. 肩环转（附图 2-1）

第一步：保持肩膀放松，将手抬起。

第二步：双手搭在肩膀上面，上臂围绕肩膀做顺时针或逆时针旋转运动。

参与肌群：三角肌、肩胛提肌、菱形肌，肱二头肌等。

作用：激活肩周肌群。

注意事项：训练时需保持核心收紧，不要挺腹。

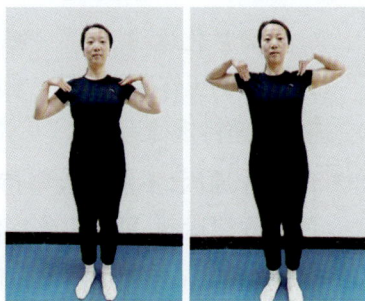

附图 2-1　肩环转

2. 肩侧平举画圈（附图 2-2）

第一步：双手侧平举，掌心向下。

第二步：保持肘关节、腕关节不动，肩关节向前或向后画圈，反复交叉进行。

参与肌群：三角肌、肩胛提肌、菱形肌、肱三头肌等。

作用：激活肩周肌群。

注意事项：训练时需保持核心收紧，不要挺腹。

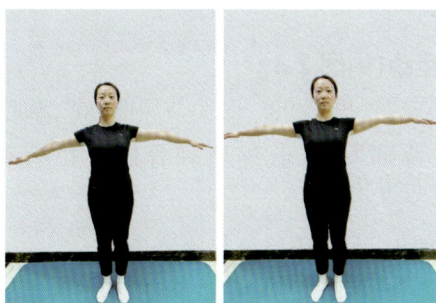

附图 2-2 肩侧平举画圈

3. 屈肘夹背（附图 2-3）

第一步：上臂垂直于身体两侧，肘关节屈曲 90°。

第二步：做全关节活动范围的肩关节外旋，感受背部发力。

参与肌群：肩胛下肌、大圆肌、菱形肌、肱二头肌等。

作用：激活背部肌群。

注意事项：训练时需保持核心收紧，不要挺腹，不要耸肩。

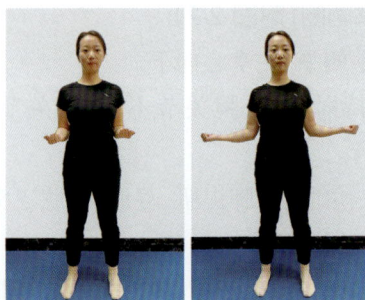

附图 2-3　屈肘夹背

4. 下拉运动（附图 2-4）

第一步：双肩外展至 90°，肘关节屈曲 90°，掌心向前。

第二步：背部发力，收缩肩胛骨做下拉运动，感受背部发力。

第三步：放松，而后还原至起始姿势。

参与肌群：背阔肌、大圆肌、菱形肌、小圆肌等。

作用：激活背部肌群。

注意事项：训练时需保持核心收紧，不要挺腹，不要耸肩。

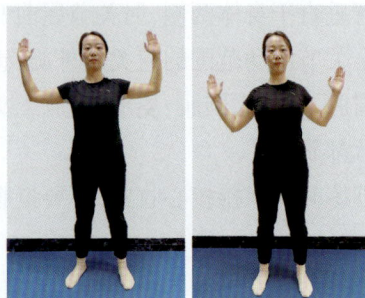

附图 2-4　下拉运动

5. 体转运动（附图 2-5）

第一步：双脚与肩同宽站立，双手侧平举。

第二步：水平旋转躯干带动肩膀做 90° 旋转，两侧交替进行。

参与肌群：三角肌、腹内斜肌、腹外斜肌、腰方肌等。

作用：激活腰腹部肌群。

注意事项：训练时需保持核心收紧，不要挺腹，不要耸肩。

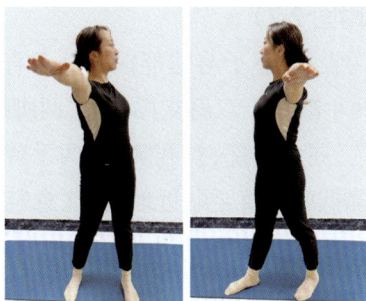

附图 2-5　体转运动

6. 跪姿俯卧撑（附图 2-6）

第一步：双脚交叉，跪于垫上，腰背挺直，从侧面看身体成一条直线，双手撑于胸部两侧，间距比肩略宽。

第二步：屈臂俯身至肘关节略高于躯干。

第三步：伸臂起身还原至起始姿势。

参与肌群：胸大肌、胸小肌、肱三头肌、腹横肌等。

作用：提高胸部肌群肌力。

注意事项：训练时需保持核心收紧，不要塌腰。

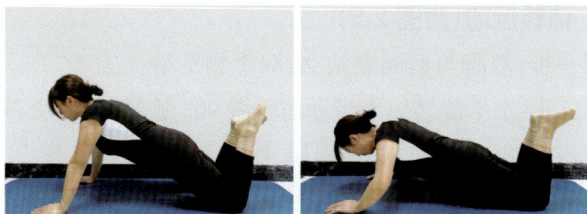

附图 2-6　跪姿俯卧撑

7. 俯卧撑(附图 2-7)

第一步:挺胸收腹,躯干与腿部保持一条直线,手臂自然伸直垂直于地面,两手略宽于双肩支撑身体,两脚略微分开。

第二步:吸气,屈曲肘部,打开胸部,两手臂与躯干分开(夹角约 45°),缓慢降低躯干直至贴近地面(注意避免脊柱过伸)。

第三步:胸部、手臂发力撑起,呼气,回到起始状态,重复练习。

参与肌群:胸大肌、胸小肌、肱三头肌、腹横肌等。

作用:提高胸部肌群肌力。

注意事项:训练时需保持核心收紧,不要塌腰。

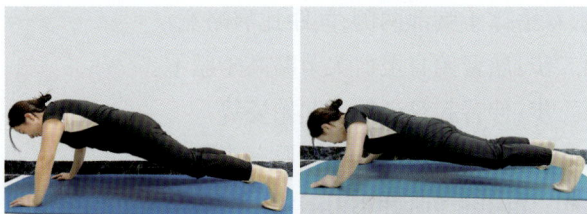

附图 2-7　俯卧撑

(二)核心自重训练

1. 蚌式开合(附图2-8)

第一步:侧身躺在垫子上,屈髋屈膝,双腿并拢,脚踝和膝盖叠在一起。建议屈髋135°屈膝90°。头靠在手上,上面的手放在前面的地上保持平衡,或者叉在腰上。

第二步:呼气,下膝贴地面,上膝尽可能向上打开,不要向后翻转自己的下背。保持1~3秒,感受臀部肌肉的收缩。

第三步:吸气,上膝慢慢落下,双膝并拢,回到起始姿势。重复完成计划的次数后,换一边侧躺,用另一侧腿完成相同的动作。

参与肌群:臀大肌、臀小肌、梨状肌、腹横肌等。

作用:提高髋外旋肌群肌力。

注意事项:训练时需保持核心收紧,保持骨盆中立位,腰部不要扭转。

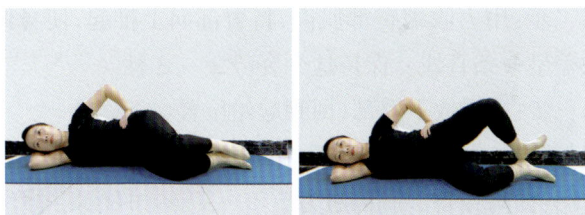

附图2-8 蚌式开合

2. 平板支撑(附图2-9)

第一步:俯卧,双肘弯曲支撑在地面上,肩膀和肘关节垂直于地面。

第二步:双脚踩地,身体离开地面,躯干伸直,头部、肩部、胯部和踝部尽可能保持在同一平面,腹肌收紧,盆底肌收紧,脊椎延长,眼睛看向地面,保持均匀呼吸。

参与肌群:腹横肌、腹直肌、腹外斜肌、腹内斜肌等。

作用:提高腰腹部肌群肌力。

注意事项:训练时需保持核心收紧,不要塌腰,臀部不能高于肩部。

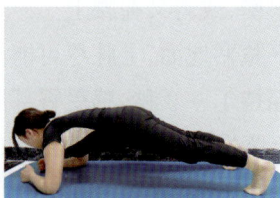

附图 2-9　平板支撑

3. 臀桥(附图 2-10)

第一步:仰卧于地面,双脚与肩同宽,膝盖弯曲,脚掌平放在地面上,双臂放在身体两侧,手掌朝下,保持身体稳定。

第二步:用力收缩臀部肌肉,将臀部向上推起,使身体从肩膀到膝盖呈一条直线。保持这个姿势2 ~ 3秒。

第三步:慢慢放下臀部,回到起始位置。

参与肌群:臀大肌、臀中肌、腘绳肌、腹直肌等。

作用:提高腰臀部肌群肌力。

注意事项:训练时需保持核心收紧,不要挺腹,保持骨盆中立位。

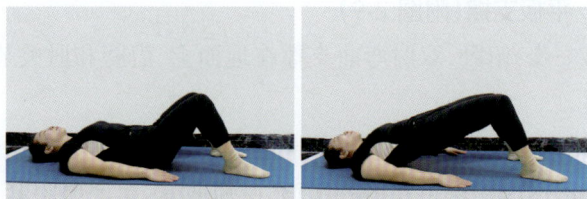

附图 2-10　臀桥

4. 侧平板支撑(附图 2-11)

第一步:侧躺用手肘支撑,身体成直线。

第二步:收紧核心肌肉,手肘和脚部为支点,腰臀部抬离地面,保持自然呼吸,持续一段时间后可逐渐增加强度。

参与肌群:竖脊肌、多裂肌、腰大肌、腹直肌等。

作用:提高腰臀部肌群肌力。

注意事项:训练时需保持核心收紧,不要挺腹,保持骨盆中立位。

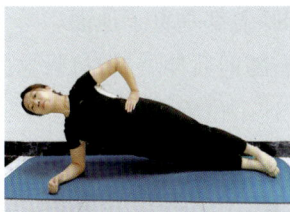

附图 2-11　侧平板支撑

5. 俯卧后踢腿(附图 2-12)

第一步:俯卧在瑜伽垫上,头颈部放松。

第二步:腹部收紧,臀部发力,膝关节保持伸直,抬起一侧大腿,保持 2 秒。

第三步:缓慢放下大腿,回到起始姿势,重复数次后,换另一侧重复进行。

参与肌群:臀大肌、臀中肌、腰大肌、腹直肌等。

作用:提高臀部肌群肌力。

注意事项:训练时需保持核心收紧,骨盆紧贴地面,避免腰部用力。

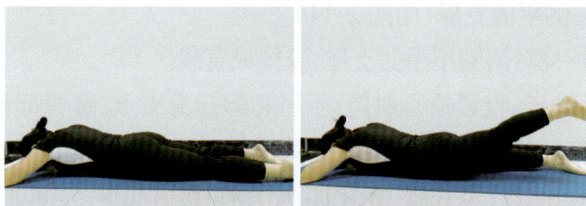

附图 2-12　俯卧后踢腿

6. 交叉平衡式（附图 2-13）

第一步：四肢跪姿在瑜伽垫上，双脚打开与髋同宽，双手打开与肩同宽，手臂和膝盖都垂直于地面。

第二步：吸气，右腿向后伸展，保持骨盆的稳定，将左手向前伸直。收紧腹部，在这个位置停留 2 秒。

第三步：缓慢放下，回到起始姿势，重复数次后换一侧重复进行。

参与肌群：竖脊肌，多裂肌，腹横肌、腹直肌等。

作用：提高腰腹部肌群肌力。

注意事项：训练时需保持核心收紧，不要塌腰，骨盆不要扭转。

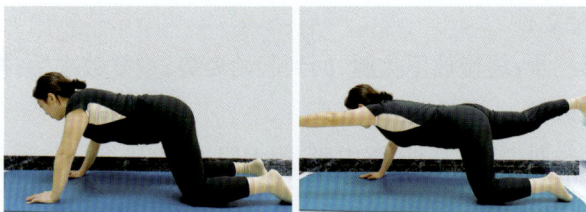

附图 2-13　交叉平衡式

（三）下肢自重训练

1. 原地高抬腿（附图 2-14）

第一步：身体略微前倾，类似跑步的姿势，绷紧全身。

第二步：以最快的速度抬起大腿，大腿与小腿尽量呈 90°，大腿抬起的高度要与地面保持平行，左右两腿交替进行，踩地有力。

参与肌群：髂腰肌，股四头肌，臀中肌、小腿三头肌等。

作用：提高下肢肌耐力。

注意事项：训练时需保持核心收紧，上身保持端正，不要驼背。

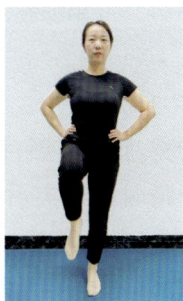

附图 2-14   原地高抬腿

2. 单腿髋外展（附图 2-15）

第一步：站立位，手扶腰或固定物保持身体稳定。

第二步：臀部发力做髋外展动作，保持身体重心稳定，达到一定关节活动范围后停留 2 秒，然后缓慢放下。

第三步：回到起始位置后，重复前述动作数次，绕后换另一侧进行，过程中注意挺胸收腹，保持目标腿的伸直状态。

参与肌群：臀中肌，臀小肌，腹横肌、臀大肌等。

作用:提高髋外展肌群肌耐力。

注意事项:训练时需保持核心收紧,上身保持端正,避免腰部代偿。

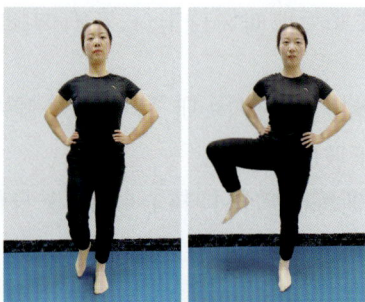

附图 2-15 单腿髋外展

3. 蹲起训练(附图 2-16)

第一步:双脚与肩同宽,脚尖外展,背部挺直,核心收紧。

第二步:向下蹲,下蹲时臀部向后坐,膝盖与脚尖方向一致,保持背部挺直和重心稳定,下蹲至大腿与地面平行或稍低后起身,注意呼吸控制,下蹲时吸气,起身时呼气。

第三步:回到起始姿势后重复前述动作。

参与肌群:股四头肌,腘绳肌,臀大肌、臀中肌等。

作用:提高臀腿部肌力。

注意事项:训练时需保持核心收紧,上身保持端正,避免塌腰。

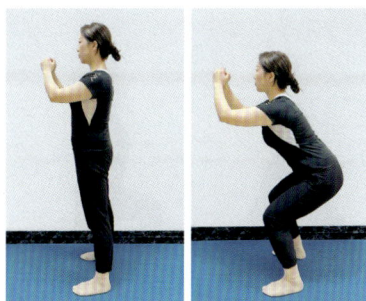

附图 2-16　蹲起训练

4. 弓箭步蹲起训练(附图 2-17)

第一步:双脚并拢站立,双手叉腰或自然下垂,向前迈出一大步。

第二步:下蹲,使前腿大腿与地面平行,后腿膝盖接近地面,保持背部挺直和核心收紧。

第三步:前腿发力站起,回到起始姿势,换腿重复动作,注意保持身体平衡和膝盖与脚尖的对齐。

参与肌群:股四头肌,腘绳肌,臀大肌、臀中肌等。

作用:提高臀腿部肌力。

注意事项:训练时需保持核心收紧,上身保持端正,避免塌腰。

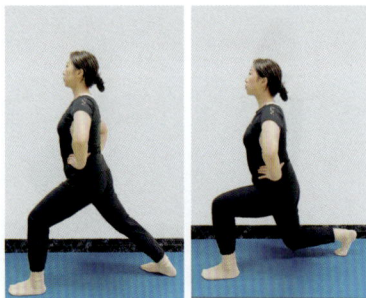

附图 2-17　弓箭步蹲起训练

5. 提踵训练(附图 2-18)

第一步:站立,双脚与肩同宽,脚尖朝前。缓慢抬起脚跟,踮起脚尖,保持身体平衡。在最高点稍作停顿。

第二步:缓慢放下脚跟,回到起始位置,重复数次。

参与肌群:小腿三头肌,股四头肌,臀大肌、臀中肌等。

作用:提高小腿后部肌力。

注意事项:训练时需保持核心收紧,上身保持端正,避免重心前移。

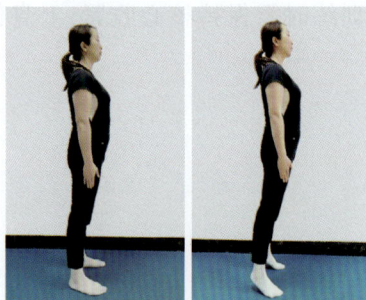

附图 2-18　提踵训练

(四)弹力带抗阻训练

1. 弹力带屈肘夹背(附图 2-19)

第一步：双手握住弹力带，上臂垂直于身体两侧，肘关节屈曲 90°。

第二步：呼气，做肩关节外旋，感受背部发力。

第三步：缓慢放松弹力带，回到起始姿势，重复数次。

参与肌群：肩胛下肌、大圆肌、菱形肌、肱二头肌等。

作用：提高背部肌群肌力。

注意事项：训练时需保持核心收紧，不要挺腹，不要耸肩。

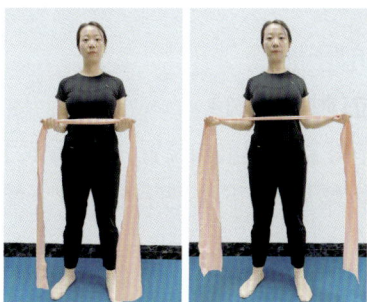

附图 2-19　弹力带屈肘夹背

2. 弹力带高位下拉(附图 2-20)

第一步：两手握住弹力带两端，头略微前倾。双臂伸直放于头顶上方。

第二步：集中背部肌肉力量，下拉弹力带至颈部下方。

第三步：缓慢回放，保持控制，充分伸展背部肌肉，重复前述动作。

参与肌群：背阔肌、大圆肌、菱形肌、小圆肌等。

作用：提高背部肌群肌力。

注意事项:训练时需保持核心收紧,不要挺腹,不要耸肩。

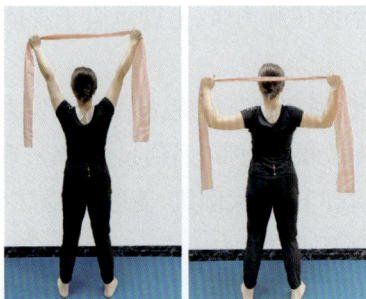

附图 2-20　弹力带高位下拉

(五)器械抗阻训练

1. 高位下拉(附图 2-21)

第一步:调节好器械配重和位置,坐稳后双手握住两侧把手。

第二步:身体略后仰,下拉把手至锁骨下端,刺激整个背部肌肉。

第三步:缓慢回放至起始姿势,过程中保持背部肌肉紧张重复前述动作。

参与肌群:背阔肌、大圆肌、菱形肌、小圆肌等。

作用:提高背部肌群肌力。

注意事项:训练时需保持核心收紧,不要挺腹,不要耸肩。

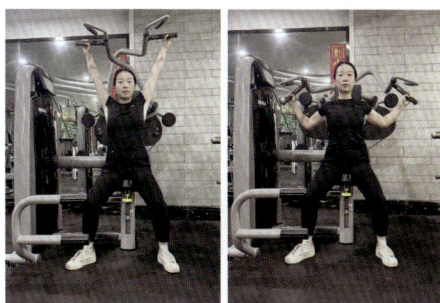

附图 2-21　高位下拉

2. 飞鸟器械训练(附图 2-22)

第一步:抓住飞鸟器械手柄,肘部微屈,胸部紧贴器械前壁。

第二步:背部发力做扩胸运动。感受背部发力,打开时呼气。

第三步:吸气,缓慢还原至起始位置,重复前述动作。

参与肌群:菱形肌、肱三头肌、三角肌等。

作用:提高背部肌群肌力。

注意事项:训练时需保持核心收紧,不要挺腹,不要耸肩。

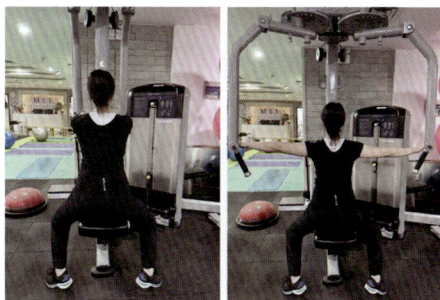

附图 2-22　飞鸟器械训练

3. 划船器械训练(附图 2-23)

第一步:坐在划船器上,双脚踩住踏板,胸部靠在前方,双手握住握把。

第二步:呼气,拉动握把至肋骨下方,模拟划船动作。

第三步:吸气,缓慢还原至起始姿势。

参与肌群:菱形肌、肱二头肌、小圆肌等。

作用:提高背部肌群肌力。

注意事项:训练时需保持核心收紧,不要挺腹,不要耸肩。

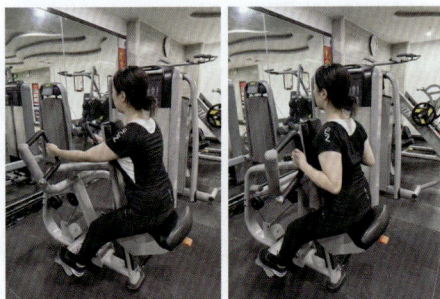

附图 2-23 划船器械训练

4. 伸膝器械训练(附图 2-24)

第一步:坐在腿屈伸器械上,调整座椅高度和靠背角度。

第二步:呼气,缓慢伸直双腿,感受大腿前侧股四头肌的收紧和拉伸,在伸直位置稍作停顿。

第三步:缓慢弯曲双腿回放至起始位置,重复上述动作。

参与肌群:股四头肌、腘绳肌、胫骨前肌等。

作用:提高大腿前侧肌群肌力。

注意事项:训练时需保持核心收紧,不要挺腹。

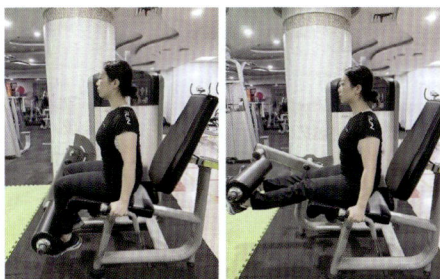

附图 2-24　伸膝器械训练

5. 髋外展器械训练（附图 2-25）

第一步：坐在髋外展器械上，调整座椅和重量，保持核心收紧。

第二步：呼气，腿部向外展开，感受臀部和大腿外侧肌肉的收缩，在最大位置稍作停顿。

第三步：吸气，缓慢回放至起始位置，保持控制，重复前述动作。

参与肌群：臀中肌、臀小肌、梨状肌等。

作用：提高髋外旋肌群肌力。

注意事项：训练时需保持核心收紧，不要挺腹。

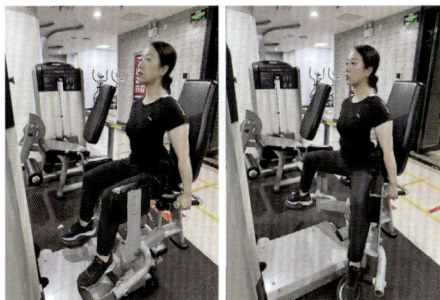

附图 2-25　髋外展器械训练

6. 屈膝器械训练(附图 2-26)

第一步:俯卧在腿弯举器械上,调整重量和位置。

第二步:呼气,弯曲小腿,向上抬起,感受大腿后侧肌肉的收缩。

第三步:吸气,缓慢回放至起始位置,重复前述动作。

参与肌群:腘绳肌、股四头肌、臀大肌等。

作用:提大腿后侧肌群肌力。

注意事项:训练时需保持骨盆紧贴器械,不要抬起臀部。

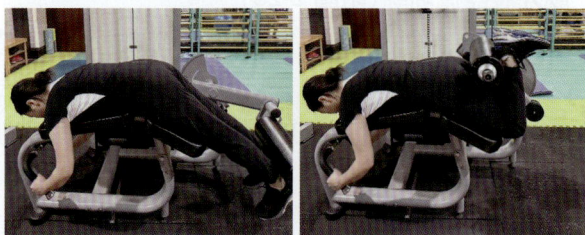

附图 2-26　屈膝器械训练

7. 蹬腿器械训练(附图 2-27)

第一步:坐在蹬伸器械上,呼气,向前蹬出双腿,感受腿部肌肉的收缩。

第二步:吸气,缓慢回放至起始位置,保持控制,重复前述动作。

参与肌群:股四头肌、腘绳肌、胫骨前肌等。

作用:提高大腿前侧肌群肌力。

注意事项:训练时需保持核心收紧,不要挺腹。

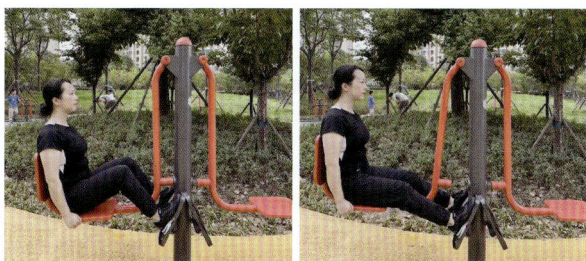

附图 2-27　蹬腿器械训练

8. 划船器械训练（社区器材，附图 2-28）

第一步：坐在划船器上，双脚踩住踏板，双手握住握把。

第二步：呼气，肩胛骨向后收紧带动上臂，拉动握把至两肩胛骨收紧，模拟划船动作。

第三步：吸气，身体前倾，手臂伸直，回放至起始位置，重复上述动作。

参与肌群：菱形肌、肱二头肌、小圆肌等。

作用：提高背部肌群肌力。

注意事项：训练时需保持核心收紧，不要挺腹，不要耸肩。

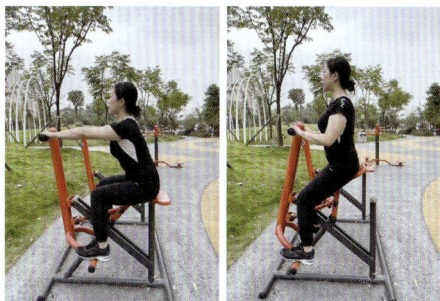

附图 2-28　划船器械训练（社区器材）

9. 腰部旋转训练(附图 2-29)

第一步:双脚站在转盘上面,双手握住把手。

第二步:腹部收紧,用腰腹部力量带动双腿做旋转运动重复上述动作,左右交替进行。

参与肌群:竖脊肌、腹内斜肌、腹外斜肌等。

作用:激活腰腹部肌群。

注意事项:训练时需保持核心收紧,避免脚部移动,动作保持控制,缓慢进行。

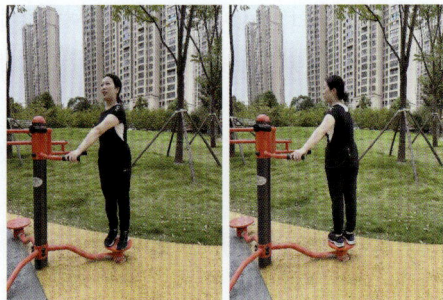

附图 2-29 **腰部旋转训练**

10. 上肢绕圈器械训练(附图 2-30)

第一步:双手握住把手,腹部收紧。

第二步:双手同时进行顺时针或逆时针转动重复上述动作。

参与肌群:三角肌、胸大肌、肱三头肌等。

作用:激活肩部周围肌群。

注意事项:训练时需保持核心收紧,避免躯干晃动,动作保持控制,缓慢进行。

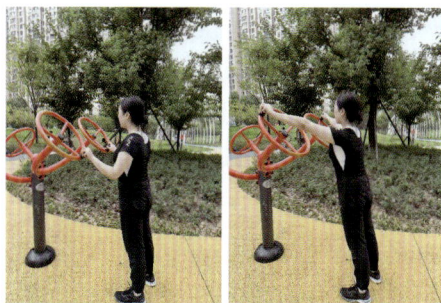

附图 2-30　上肢绕圈器械训练

11. 卷腹训练(社区器材,附图 2-31)

第一步:仰卧,腹部收紧,双手抱头。

第二步:感受腹部发力,呼气,将上背部抬离地面,吸气还原,重复进行。

参与肌群:腹直肌、腹内外斜肌、竖脊肌等。

作用:提高腹部肌群肌力。

注意事项:训练时需保持头部位置,避免头颈部过度用力,动作保持控制,缓慢进行。

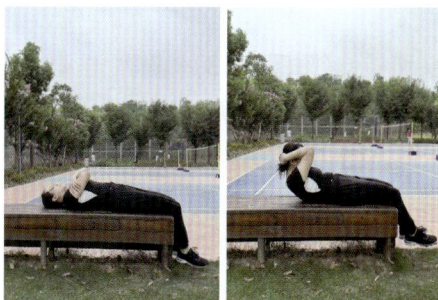

附图 2-31　卷腹训练(社区器材)

(六)拉伸训练

1. 斜方肌拉伸(附图 2-32)

第一步:双腿站立,双手抱于身后。

第二步:头向一侧旋转侧倾,望向斜后下方,感受另一侧上斜方肌被拉伸,两侧交替进行。

参与肌群:斜方肌、斜角肌、颈阔肌等。

作用:缓解斜方肌紧张,保持颈椎正常活动度。

注意事项:训练时需保持头部位置,避免头部前伸,动作保持控制,缓慢进行。

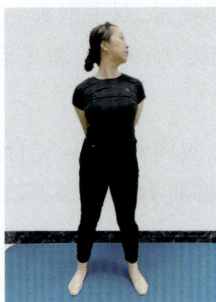

附图 2-32　斜方肌拉伸

2. 肱二头肌拉伸(附图 2-33)

第一步:双腿站立,伸直一侧手臂向前,掌心向上。

第二步:另一只手反向握住该手掌,轻轻向身体方向按压肘部,感受肱二头肌被拉伸的感觉,维持一段时间,换另外一边。

参与肌群:肱二头肌、腕屈肌、掌屈肌等。

作用:缓解肱二头紧张,保持肘关节正常活动度。

注意事项:训练时需保持躯干端正,核心收紧,避免挺腹。

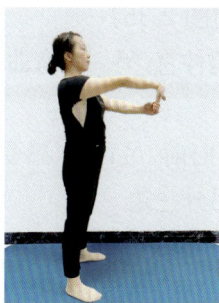

附图 2-33　肱二头肌拉伸

3. 大腿前侧拉伸（股四头肌拉伸，附图 2-34）

第一步：站立，一手扶墙或固定物保持平衡，对侧腿弯曲。

第二步：另一手抓住脚踝，向臀部方向拉伸。感受大腿前侧的拉伸感。维持一段时间，换另外一边。

参与肌群：股四头肌、髂腰肌、臀大肌等。

作用：缓解股四头肌紧张，保持膝关节正常活动度。

注意事项：训练时需保持躯干端正，核心收紧，避免腰部过度前突和腿部外展。

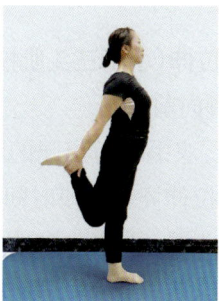

附图 2-34　大腿前侧拉伸（股四头肌拉伸）

4. 腘绳肌拉伸(附图 2-35)

第一步:坐姿,一腿伸直,另一腿弯曲,双手压住伸直腿的膝盖上方,避免腿弯曲。

第二步:尽量弯腰向前,足背屈,感受大腿后侧肌肉的拉伸感,维持一段时间,换另外一边。

参与肌群:腘绳肌、小腿三头肌、竖脊肌等。

作用:缓解腘绳肌紧张,保持膝关节正常活动度。

注意事项:训练时需保持核心收紧,弯腰方向正对脚尖,避免腰部扭转。

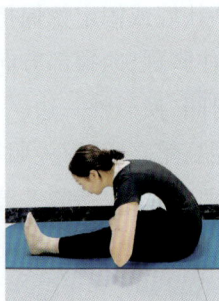

附图 2-35　腘绳肌拉伸

5. 小腿后侧肌群拉伸(小腿三头肌拉伸,附图 2-36)

第一步:站立,一脚向前迈出。

第二步:弯腰前倾,双手将迈出腿的脚尖往回拉,感受小腿后侧肌肉的拉伸,保持拉伸姿势一段时间,换另一侧进行。

参与肌群:小腿三头肌、腘绳肌、竖脊肌等。

作用:缓解小腿三头肌紧张,保持踝关节正常活动度。

注意事项:训练时需保持核心收紧,弯腰方向正对脚尖,避免腰部扭转。

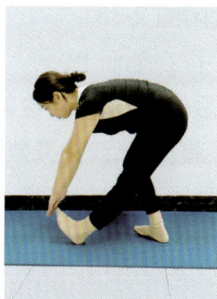

附图 2-36　小腿后侧肌群拉伸(小腿三头肌拉伸)

6. 臀部肌群拉伸(附图 2-37)

第一步:仰卧,左侧腿屈髋屈膝,右腿的脚搭在左侧的大腿上面。

第二步:双手抱住左侧大腿后往回拉,感受右侧臀部肌群被拉伸的感觉,保持拉伸姿势一段时间,换另一侧进行。

参与肌群:臀中肌、臀大肌、阔筋膜张肌等。

作用:缓解臀部肌群紧张,保持髋关节正常活动度。

注意事项:训练时需动作缓慢,拉伸方向正对头顶方向,避免腰部扭转。

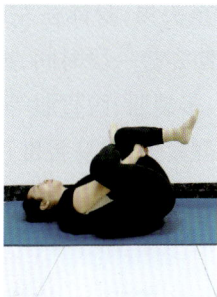

附图 2-37　臀部肌群拉伸

7. 腹部肌群拉伸（附图 2-38）

第一步：俯卧，双手撑在地面上。

第二步：将躯干往后仰，感受腹部拉伸的感觉。

参与肌群：腹直肌、腹横肌、腹内外斜肌等。

作用：缓解腹部肌群紧张，保持腰椎正常活动度。

注意事项：训练时需动作缓慢，拉伸方向正对头顶方向，避免肘关节过伸。

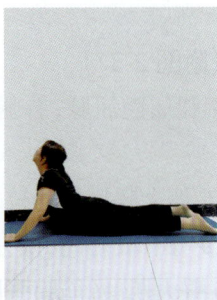

附图 2-38　腹部肌群拉伸

8. 腰方肌拉伸（附图 2-39）

第一步：双脚交叉站立，左手叉腰。

第二步：右臂外展至头顶，身体往左侧弯曲，感受右侧腰部被拉伸的感觉，保持拉伸姿势一段时间，换另一侧进行。

参与肌群：腰方肌、多裂肌、腹直肌等。

作用：缓解腰部肌群紧张，保持腰椎正常活动度。

注意事项：训练时需动作缓慢，躯干保持在同一平面，避免腰部扭转。

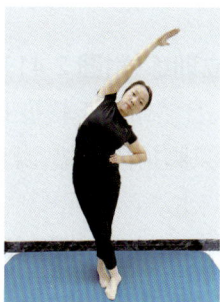

附图 2-39　腰方肌拉伸

9. 背阔肌拉伸(附图 2-40)

第一步:跪坐在垫子上,双膝分开与肩同宽,臀部坐在脚后跟上。

第二步:吸气,双手向前伸展,掌心向下。双臂自然向前延伸,掌心贴地,感受背部的拉伸。

参与肌群:背阔肌、竖脊肌、前锯肌等。

作用:缓解背部肌群紧张,保持胸椎正常活动度。

注意事项:训练时需动作缓慢,保持臀部紧贴脚后跟,避免腰部扭转。

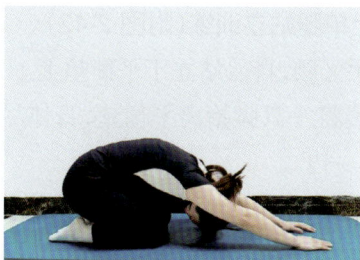

附图 2-40　背阔肌拉伸

(七)平衡训练

1. 软垫上单腿站立训练(附图 2-41)

第一步:双手叉腰,自然站立于软垫上。

第二步:缓慢将一只脚抬离软垫,身体尽量不要晃动,维持一段时间换另一边。

参与肌群:臀中肌、股四头肌、小腿三头肌等。

作用:提高静态平衡能力。

注意事项:训练时需保持核心收紧,脚趾抓牢地面,避免摔倒。

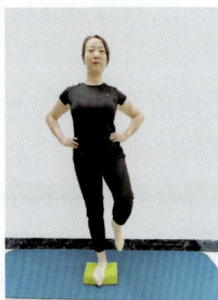

附图 2-41　软垫上单腿站立训练

2. 平衡垫上单腿站立训练(附图 2-42)

第一步:双手叉腰,自然站立于平衡垫上。

第二步:缓慢将一只脚抬离平衡垫,身体尽量不要晃动,维持一段时间换另一边。

参与肌群:臀中肌、股四头肌、小腿三头肌等。

作用:提高静态平衡能力。

注意事项:训练时需保持核心收紧,脚趾抓牢地面,避免摔倒。

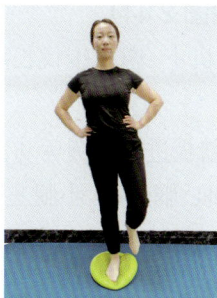

附图 2-42　平衡垫上单腿站立训练

(八)其他训练

1. 功率自行车训练(附图 2-43)

第一步：坐在功率自行车上，调整座椅高度和脚踏板位置，双手握住把手，保持稳定。

第二步：开始蹬踏脚踏板，逐渐增加速度至规定速度范围，阻力循序渐进增加。

参与肌群：股四头肌、腘绳肌、小腿三头肌等。

作用：提高有氧运动能力。

注意事项：训练时需保持核心收紧，躯干端正，避免剧烈晃动。

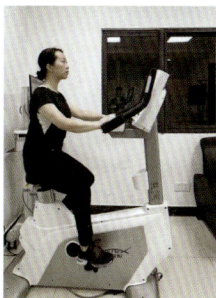

附图 2-43　功率自行车训练

2. 椭圆机训练(附图 2-44)

第一步:站在椭圆机上,调整步伐长度和阻力,双手握住把手,保持稳定。

第二步:开始踩动踏板进行椭圆运动,模拟跑步或步行动作。

参与肌群:股四头肌、腘绳肌、小腿三头肌等。

作用:提高有氧运动能力。

注意事项:训练时需保持核心收紧,躯干端正,避免剧烈晃动。

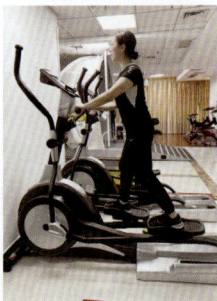

附图 2-44　椭圆机训练

第三部分 怎样"管住嘴"

一 糖尿病膳食原则

01
吃、动平衡，合理用药控制血糖，达到或维持健康体重

02
主食定量，粗细搭配全谷物、杂豆类占 1/3

03
多吃蔬菜、水果适量种类、颜色要多样

04
常吃鱼禽，蛋类和畜肉适量，限制加工肉类

08
注重自我管理，定期接受个体化营养指导

07
定时定量，细嚼慢咽注意进餐顺序

06
清淡饮食，足量饮水，限制饮酒

05
奶类豆类天天有，零食加餐合理选择

二 糖尿病饮食"三计方针"

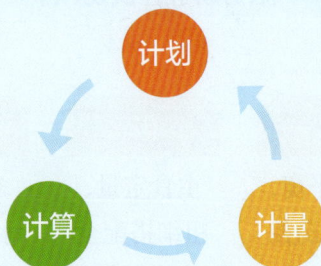

控制热量

平衡膳食

定时定量

糖尿病饮食"三计方针"

计划

计算　　计量

三 糖尿病患者每日膳食参考

食材分类	每日摄入量	注意事项
主食:谷物、杂粮类	200 ~ 300 克	全谷物、杂粮宜占主食摄入量的 1/3
蔬菜	500 克	深色蔬菜应占 1/2 以上
肉类:水产、禽畜类	80 ~ 150 克	优先选择瘦肉、深海鱼类,不吃或少吃烟熏、腌制、烧烤、加工肉类
水果	100 ~ 200 克	优选低血糖指数水果,两餐之间加餐食用
奶类及奶制品	250 ~ 300 毫升	
豆类、坚果	30 ~ 50 克	坚果可作为两餐之间加餐食用
水、饮品	1 500 毫升	不建议饮酒、饮料等,可适量饮用淡茶或咖啡
调料品	盐 < 6 克,油 < 30 克	限制酱油、鸡精、味精、各类酱等含盐量较高的调味品摄入

四 糖尿病患者热量计算方法

第一步

① 计算理想体重（千克）= 实际身高（厘米）－ 105。

② 确定体型 =（目前体重－理想体重）÷ 理想体重 ×100%

体型参考范围：

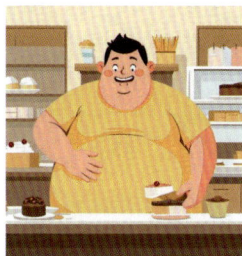 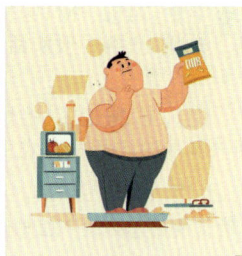

≥ 20% 肥胖　　　　　≥ 10% 超重

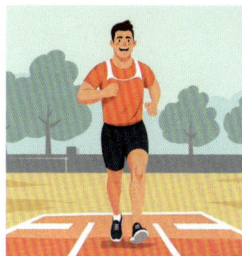 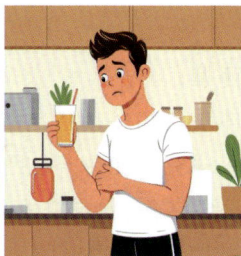 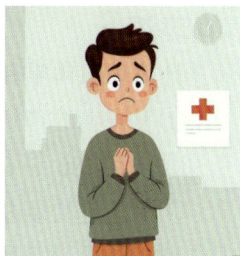

± 10% 正常体重　　≤ － 10% 偏瘦　　≤ － 20% 消瘦

第二步　计算每日所需的总热量

每日活动强度设定所需热量标准

劳动强度	举例	每千克理想体重 一日所需热量 / 千卡		
		消瘦	正常 *	肥胖
卧床休息		20 ~ 25	15 ~ 20	15
轻体力劳动	办公室职员、教师、售货员、从事简单家务的人群	35	30	20 ~ 25
中体力劳动	学生、司机、外科医生、体育教师、从事一般农活的务农工作者	40	35	30
重体力劳动	建筑工、搬运工、冶炼工、从事重的农活的务农工作者、运动员、舞蹈者	45	40	35

注:每日所需要的总热量=理想体重×每千克理想体重一日所需热量。
* 包括偏瘦、体重正常和超重三种情况。

举例:

计算理想体重和体型:

①王先生的理想体重:170 − 105 = 65 千克。

②体型:(80 − 65)÷65×100% = 23%,属于肥胖。

③王先生从事办公室工作,属于轻体力劳动,查表获得其每千克理想体重一日所需要的热量为:20 ~ 25 千卡。

④王先生每日所需总热量 = 65(理想体重)×(20 ~ 25)(每千克理想体重一日所需要的热量) = 1 300 ~ 1 625 千卡。

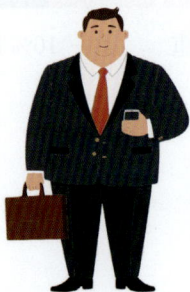

王先生

年龄:45 岁
身高:170 厘米
体重:80 千克
工作:办公室职员

五　中国居民平衡膳食餐盘

餐盘法

1. 标准盘子的直径约为 23 厘米(9 英寸),深约为 1.3 厘米(0.5 英寸)。

2. 餐盘分 5 个部分。蔬菜和水果一共占餐盘的 1/2,谷薯类主食占 1/4(其中一半以上应该为全谷类,即粗粮),鱼肉蛋类蛋白质占 1/4,餐盘中间部分为低脂或脱脂的奶制品。

3. 无论在家吃饭还是外出就餐,都要先想想餐盘的 5 个部分,控制各部分进餐比例和进餐量。

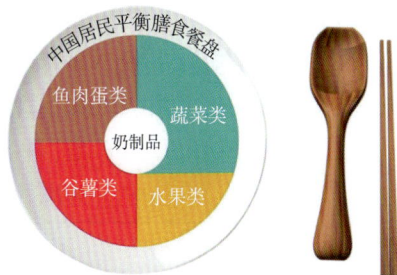

手掌法则

①碳水化合物、水果:

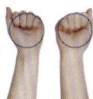

拳头量。选用相当于两个拳头大小的淀粉类食物,就能满足一天的碳水化合物。水果一天需求量相当于一个拳头。

④脂肪:

拇指尖量。需要每天限制脂肪摄入量。每天摄入大拇指的尖端大小就足够了。

②蛋白质： 　　掌心量。50克的蛋白质类食物相当于掌心大小，建议每天摄入蛋白质 50～100 克。	⑤瘦肉： 　　两指并拢量。与食指厚度相同，与两指（食指和中指并拢）的长度、宽度相同的瘦肉相当于 50 克的量，即可满足一天需要。
③蔬菜： 　　两手抓量。两只手可容纳约 500 克的蔬菜，建议每日摄入 500～1 000 克蔬菜。	⑥酒： 　　食指拇指量。糖尿病患者最好不饮酒，若实在要喝的话，建议白酒量以拇指为准，红酒量以食指为准，啤酒量以中指为准。

六　常见食物血糖指数表、食物血糖负荷表

　　血糖指数（简称 GI），是反映含碳水化合物的食物对餐后血糖影响程度的一个指标。

　　血糖负荷（简称 GL），反映的是食物中碳水化合物的量和该食物所能引起的血糖升高的程度。GL ＝ GI 值 × 碳水化合物含量（g）÷100。

　　（食物血糖指数、血糖负荷，详见第七章第二节）

血糖指数	低	中	高
GI	< 55	55 ~ 70	> 70
血糖影响	小	中	大
主食类	马铃薯粉条　荞麦方便面 黑麦面包　全麦面条	玉米面条　荞麦面条 荞麦面馒头　新月形面包	大米饭　牛肉面 白面包　馒头（富强粉）
水果类	樱桃 桃　柚	葡萄干 菠萝　杏罐头	西瓜　菠萝蜜
饮料类	椰汁　苹果汁	橙汁汽水　橘子汁	—
肉类	猪肉 牛肉　虾	—	—

血糖负荷	低	中	高
GL	≤ 10	11 ~ 19	≥ 20
血糖影响	小	中	大
谷类及其制品 /100g	玉米　小米粥	糙米(熟)	米线　油条
水果类 /100g	樱桃　桃　柚	芭蕉	干枣
速食食品 /100g	饺子　馄饨	凉面　热干面　小笼包	粽子　麻花
豆类及其制品 /100g	豆腐干　豆浆	黄豆　绿豆	豆腐花　扁豆

第四部分　正确监测　心中有数

一　血糖监测

自我监测血糖（SMBG）

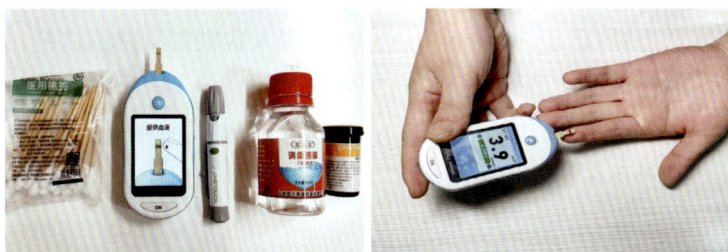

血糖监测频率

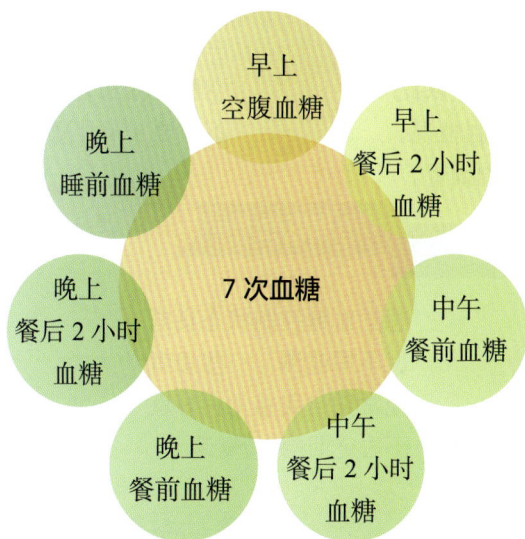

早上空腹血糖

早上餐后2小时血糖

晚上睡前血糖

7次血糖

中午餐前血糖

晚上餐后2小时血糖

晚上餐前血糖

中午餐后2小时血糖

记录、分析和异常血糖的处理

- 记录结果:将血糖监测结果记录在日志或应用程序中,帮助医生分析血糖控制情况。
- 识别模式:通过记录血糖值,患者可以识别出可能影响血糖的模式,比如特定食物或活动后的血糖变化。

- 异常血糖的处理
  低血糖(低于 70mmol/L):应立即摄入含糖的食物或饮料,如葡萄糖片、果汁等。
  高血糖(高于 180mmol/L):可能需要调整药物剂量或检查是否存在其他问题。

血糖监测的误区

偶尔测一下血糖。每周或更长时间去医院测一次血糖,并以此判断血糖控制情况,自己调整药物剂量。

不测糖化血红蛋白(HbA_{1c})。一些患者觉得血糖监测只测空腹血糖和餐后血糖就够了,不需要 3 个月测一次 HbA_{1c}。

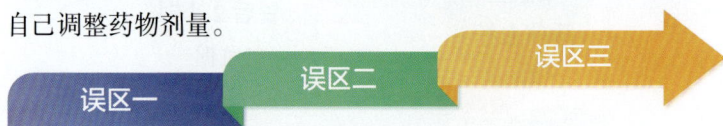

误区一

误区二

误区三

感觉血糖控制状态良好就不用监测。一些患者经常凭自我感觉良好就不去定期检查、复诊。

二 连续血糖监测对日常生活的影响

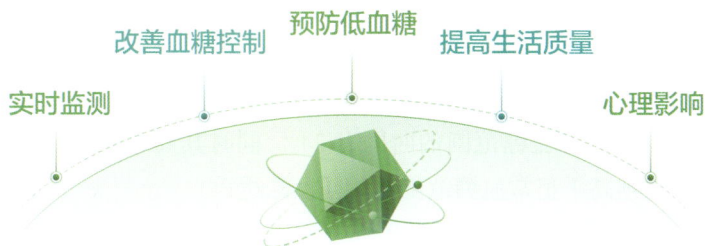

改善血糖控制　预防低血糖　提高生活质量

实时监测　　　　　　　　　　　　　　心理影响

范例

- 一位糖尿病患者,男性,50 岁,身高 175cm,体重 80 千克,以下是其根据每日所需要的热量来控制饮食后的血糖变化图。(周五、周六、周日控制饮食和强化运动)(灰色:目标范围时间;红色:低于目标范围时间;黄色:高于目标范围时间)

> 周六在控制饮食的基础上配合一定强度的运动训练后,一天中有 81% 的时间血糖控制在正常范围内,同时周日有 89% 的时间。

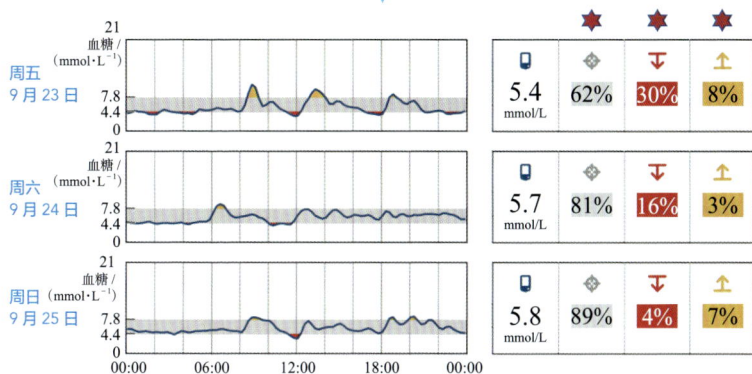

		★	★	★
周五 9 月 23 日	5.4 mmol/L	62%	30%	8%
周六 9 月 24 日	5.7 mmol/L	81%	16%	3%
周日 9 月 25 日	5.8 mmol/L	89%	4%	7%

血糖 / (mmol·L⁻¹)　21　7.8　4.4　0

00:00　06:00　12:00　18:00　00:00

范例

- 以下是该患者在餐馆、酒店等场所就餐时的血糖变化情况(周五的中午和周六的晚上)。

> 周五早上和中午未严格控制饮食,同时长时间久坐后,一天中高于正常血糖范围的时间有 24%,同时其周六晚上在外就餐则高于正常血糖范围的时间上涨达 26%。

每日葡萄糖总结

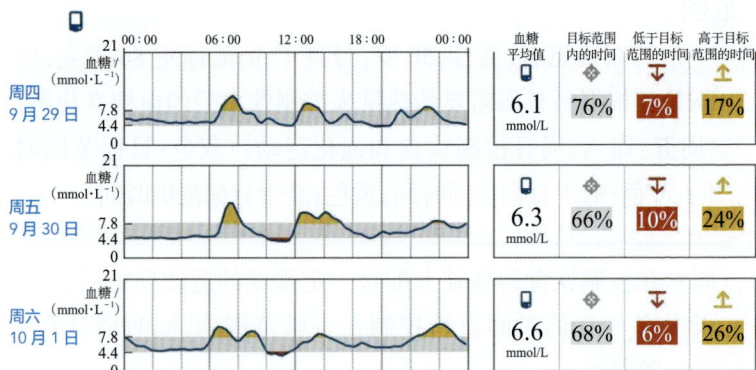

> 这三天未控制饮食和强化运动产生的连续血糖变化情况与上文中严格控制饮食并配合一定强度的运动训练产生的连续血糖变化情况形成了鲜明对比。

三 血压监测

糖尿病患者进行血压监测同样非常重要,因为高血压是糖尿病常见的并发症之一,也会增加心血管疾病的发生风险。

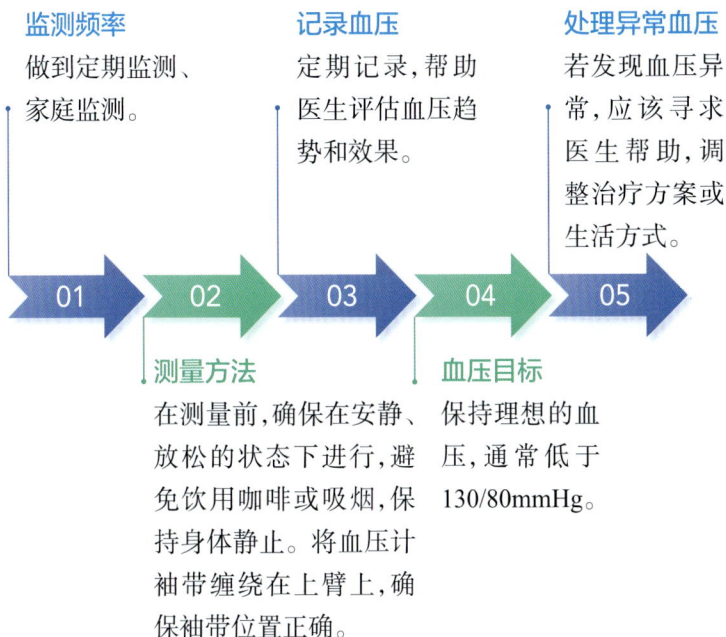

监测频率
做到定期监测、家庭监测。

记录血压
定期记录,帮助医生评估血压趋势和效果。

处理异常血压
若发现血压异常,应该寻求医生帮助,调整治疗方案或生活方式。

01 → 02 → 03 → 04 → 05

测量方法
在测量前,确保在安静、放松的状态下进行,避免饮用咖啡或吸烟,保持身体静止。将血压计袖带缠绕在上臂上,确保袖带位置正确。

血压目标
保持理想的血压,通常低于130/80mmHg。

四 心率监测

糖尿病增加了心血管疾病的风险,心率监测可以帮助评估心血管健康。以下是一些关于糖尿病患者心率监测的建议:

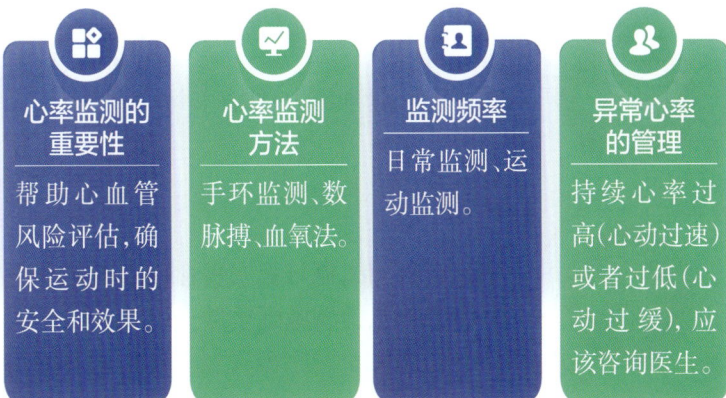

心率监测的重要性
帮助心血管风险评估,确保运动时的安全和效果。

心率监测方法
手环监测、数脉搏、血氧法。

监测频率
日常监测、运动监测。

异常心率的管理
持续心率过高(心动过速)或者过低(心动过缓),应该咨询医生。

五 睡眠监测

糖尿病患者的睡眠监测可以帮助识别和解决与血糖控制相关的睡眠问题。以下是一些有关糖尿病患者睡眠监测的重要方面和建议：

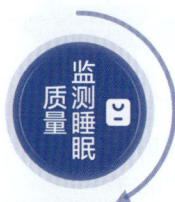

监测睡眠质量
使用睡眠跟踪器等可以记录睡眠时间、睡眠阶段，以及睡眠的中断情况；睡眠日志记录睡眠时间和质量，包括入睡和醒来的时间、夜间醒来的次数，以及早晨的感觉。

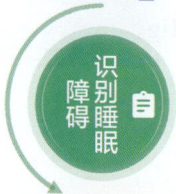

识别睡眠障碍
睡眠呼吸暂停、失眠或睡眠不足。

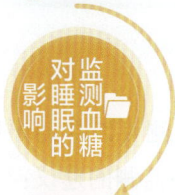

监测血糖对睡眠的影响
监测不同时间段的血糖水平，尤其是睡前和早晨，查看是否有血糖波动对睡眠质量的影响。夜间低血糖可能导致睡眠中断，因此需要特别关注夜间血糖水平。

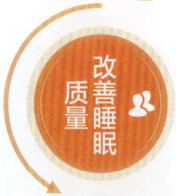

改善睡眠质量
睡眠卫生、管理压力、饮食和运动。

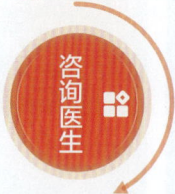

咨询医生
进行专业评估，制订糖尿病管理计划，确保血糖控制良好，改善睡眠质量。

六　每日膳食、用药记录表

记录日期：　　/　　/　　（年 / 月 / 日）

时间	进餐类型	进餐地点	食物或饮品	数量	备注

- 你在日常饮食外是否使用其他方式补充维生素或矿物质（如维生素片、钙片）？
  （　）是，使用产品是＿＿＿＿＿＿，服用频率为＿＿＿＿＿＿。　　（　）否
- 你是否根据特殊食谱进食？
  （　）是，使用的食谱是＿＿＿＿＿＿。　　（　）否
- 你是否有乳糖不耐受症？　　（　）是　　（　）否

七　日常活动、睡眠记录表

记录日期：　　　年　　　月　　　日

开始时间	活动类型	持续时间 （如 30 分钟、60 分钟等）	备注

注：活动类型包括走路、跑步、睡觉、带孩子、逛街、吃饭等，其中吃饭需要详细记录进食的食物品种和数量，走路、跑步等运动需询问强度。

笔记页

笔记页

图文速查

名誉主编 王俊华
主　审　陈志恒
主　编　高峰　乐生龙
副主编　刘永富　刘飞

抗击糖尿病

运动康复方法与实践

人民卫生出版社
·北京·

抗击糖尿病

运动康复方法与实践

名誉主编　王俊华

主　审　陈志恒

主　编　高峰　乐生龙

副主编　刘永富　刘飞

人民卫生出版社

·北　京·

图书在版编目（CIP）数据

抗击糖尿病：运动康复方法与实践 / 高峰，乐生龙
主编. -- 北京：人民卫生出版社，2025. 6. -- ISBN
978-7-117-37787-4

Ⅰ. R587. 109

中国国家版本馆 CIP 数据核字第 2025R7D716 号

| 人卫智网 | www.ipmph.com | 医学教育、学术、考试、健康，购书智慧智能综合服务平台 |
| 人卫官网 | www.pmph.com | 人卫官方资讯发布平台 |

ISBN 978-7-117-37787-4

9 787117 377874 >

策划编辑：郑　帅
责任编辑：郑　帅　邱璐颖
书籍设计：梧桐影　惠亦凡

抗击糖尿病：运动康复方法与实践
Kangji Tangniaobing: Yundong Kangfu Fangfa yu Shijian

主　　编：高　峰　乐生龙
出版发行：人民卫生出版社（中继线 010-59780011）
地　　址：北京市朝阳区潘家园南里 19 号
邮　　编：100021
E - mail：pmph @ pmph.com
购书热线：010-59787592　010-59787584　010-65264830
印　　刷：北京盛通印刷股份有限公司
经　　销：新华书店
开　　本：889×1194　1/32　印张：9　字数：210 千字
版　　次：2025 年 6 月第 1 版　印次：2025 年 8 月第 1 次印刷
标准书号：ISBN 978-7-117-37787-4
定　　价：66.00 元

打击盗版举报电话：010-59787491　E-mail: WQ @ pmph.com
质量问题联系电话：010-59787234　E-mail: zhiliang @ pmph.com
数字融合服务电话：4001118166　E-mail: zengzhi @ pmph.com

编委名单 （以姓氏笔画为序）

马春明	十堰市太和医院（湖北医药学院附属医院）
王子涵	十堰市太和医院（湖北医药学院附属医院）
田晓桐	十堰市太和医院（湖北医药学院附属医院）
乐生龙	上海交通大学
刘 飞	十堰市太和医院（湖北医药学院附属医院）
刘 迪	十堰市太和医院（湖北医药学院附属医院）
刘永富	十堰市太和医院（湖北医药学院附属医院）
汤 敏	十堰市太和医院（湖北医药学院附属医院）
李 治	湖北医药学院
杨慧君	湖北医药学院
余文君	湖北医药学院
张 俊	十堰市太和医院（湖北医药学院附属医院）
张峻峰	十堰市太和医院（湖北医药学院附属医院）
邵琦琦	十堰市太和医院（湖北医药学院附属医院）
单于玉婧	湖北医药学院
胡雨婷	十堰市太和医院（湖北医药学院附属医院）
闻 艳	十堰市太和医院（湖北医药学院附属医院）
姚 莉	湖北医药学院
袁 松	十堰市太和医院（湖北医药学院附属医院）
高 峰	十堰市太和医院（湖北医药学院附属医院）
程 帆	十堰市太和医院（湖北医药学院附属医院）
谢 昭	十堰市太和医院（湖北医药学院附属医院）
谢 谨	十堰市太和医院（湖北医药学院附属医院）
鄢 欢	湖北医药学院
解龙川	十堰市太和医院（湖北医药学院附属医院）

序

"三维"破解，解锁糖尿病的"健康密码"
——十堰市太和医院的创新之旅

　　糖尿病像一把无形的枷锁，束缚着患者及其家属的生活，但糖尿病并非不可攻克的堡垒，而是一座等待被征服的"健康高山"。我受到湖北医药学院附属十堰市太和医院糖尿病康复研究中心高峰教授的邀请，担任《抗击糖尿病：运动康复方法与实践》这本科普图书的主审，非常荣幸！我一口气阅读完全文，包括图文速查的自我训练技术，心中激起涟漪。一个词很快占满了我的大脑，那就是"三维破解或康复"糖尿病！本书重点落笔在"糖尿病运动康复、治疗饮食与营养、心理与睡眠健康"三个维度，能切身感受到这是一部针对糖尿病康复的实用工具书，将带领读者（糖尿病患者）踏上一段充满创新与希望的旅程。这本书通过"三维破解或康复"这一核心理念，以通俗易懂的语言、生动有趣的案例和简单易行的自我训练技术，让复杂的医学知识变得触手可及，让康复糖尿病的希望之光照亮读者的心田。

　　这三个维度看似简单，却蕴含着无穷的力量。本书通过专业人员的精心指导，有助于让患者学会如何通过科学的饮食管理，让血糖在美味中平稳下降；如何通过个性化的运动康复计划，让身体在活力中焕发新生；如何通过系列减压技术与改善睡眠的方法，让心灵在宁静中找回平衡。如果你有幸读到这本书，必将被深深地吸引。手中紧握着这把糖尿病康复的神奇钥匙，你一边品尝着营养师为你量身定制的美味佳肴，一边在康复师

的指导下挥洒汗水;一边在心理咨询师的引导下放松身心,一边在舒适的睡眠环境中迎接每一个清晨。这种全方位、立体化的独特康复体验,令人向往!

随着十堰市太和医院糖尿病康复研究中心的不断发展,成功的案例也在不断累积,这些真实的案例与科学的证据,就像是一颗颗璀璨的星辰,繁星点点,照亮着糖尿病康复的天空。

所以,亲爱的读者,不要再让糖尿病成为你生活的阴影。认真仔细阅读吧,它会让你**"知道"**怎样才能康复,康复过程中更重要的是你的自我实践(**"做到"**)!自然而然你将**"得到"**一定程度的恢复。它将是你开启健康新生活的"启明星"。你将解锁属于自己的健康密码,书写属于自己的健康传奇!从这一刻开始,运用"三维破解或康复"策略,加入糖尿病康复的阵容,去攀登那座属于你的"健康高山",让你的生活重新绽放出绚烂的光彩!

中南大学湘雅三医院健康管理医学中心　主任技师
中华医学会健康管理学分会慢性病管理学组副组长
陈志恒
2025 年 7 月

▌前言

在这个快节奏、高压力的时代，曾经被普遍认为是"老年病"的慢性代谢病——糖尿病正呈现出明显的年轻化趋势，其发病率在全球范围内持续攀升，已成为影响人类健康的重要威胁之一。糖尿病不仅给患者个人带来了身心和生活上的痛苦与不便，也给家庭和社会带来了沉重的经济负担。科学的生活方式干预，尤其是合理的饮食管理和规律的运动锻炼，被证实是预防糖尿病发生、延缓病情进展、提高糖尿病患者生活质量的有效手段。

正是基于这样的认识，十堰市太和医院在康复院区组建了糖尿病康复的医、治、护团队，并于 2022 年正式成立十堰市太和医院糖尿病康复研究中心（Center for Diabetes Rehabilitation Research，CDReR），整合医院内（外）资源，聚焦 2 型糖尿病运动康复，以求在 2 型糖尿病运动康复标准化、精准化及相关机制的研究方面取得突破。截至目前，中心获得多个科研立项，并在十堰市基层医疗康复机构广泛推动开展糖尿病康复，充分将科研与临床相结合，取得了丰硕的研究成果与应用经验。在临床实践和科学研究过程中，我们发现糖尿病患者、基层康复工作者对于糖尿病康复的认知、技术和能力都还无法有效支撑《"健康中国 2030"规划纲要》中"基本实现高血压、糖尿病患者管理干预全覆盖"的要求。基于此，我们组织编写了本书，为读者提供一本关于糖尿病运动康复的科普读物。本书旨在搭建一座桥梁，连接起康复治疗师、基层医务工作者、广大糖尿病患者及糖尿病前期人群，传递科学的健康理念与实用的康复技能，为《健康中国行动——糖尿病防治行动实施方案（2024—2030 年）》的落地落实添砖加瓦。

在本书的编写过程中,我们力求做到内容全面、语言通俗、实用性强。首先,我们从糖尿病的基础知识入手,深入浅出地介绍了糖尿病的类型、成因、危害及应对和治疗方法,帮助读者建立对糖尿病的基本认识。随后,我们聚焦于糖尿病的运动康复理论与实践,也是本书的重点。我们详细介绍了运动评估的方法与技巧,帮助读者了解自身运动能力,制订个性化的运动计划。同时,针对不同类型的糖尿病患者,我们提供了丰富的运动干预方案,包括有氧运动、抗阻运动、柔韧性练习等,旨在通过科学合理的运动,促进血糖稳定,改善身体机能,提升生活质量。除了运动康复,如何通过调整饮食结构、培养健康饮食习惯,重视心理和睡眠也是降低患病风险的重要条件,有助于让"未病先防"的理念深入人心。此外,本书还特别强调了血糖监测的重要性,介绍了血糖监测的方法、频率及注意事项,从而帮助患者更好地掌握自己的血糖状况,及时调整治疗方案,避免并发症的发生。本书有很多值得推荐的"特色":一是创造性地设计了"一书两版",包括以文字为主的专业内容和以图片为主的科普内容;二是包含了由本书的名誉主编、十堰市太和医院康复院区执行院长王俊华教授根据自身多年康复诊疗经验总结出的糖尿病康复"六字箴言"和健康饮食"三计方针";三是首次推荐了糖尿病患者的常规体检和个性化进阶体检方案;四是根据临床实践,以案例形式展现了不同场景的运动训练方案。

本书特邀了国内著名的慢病健康管理专家、中南大学湘雅三医院健康管理中心创始主任、中华医学会健康管理学分会慢性病管理学组副组长陈志恒教授担任主审,陈教授对本书提出

了许多宝贵的意见和建议。此外，糖尿病康复研究中心的志愿者(受试者)除了参与我们的临床研究之外，还为本书的编写提出了许多建设性的建议，衷心感谢你们的无私帮助！

在编写过程中，我们参考了国内外专著、内部文献、论文等资料，在此感谢所有在糖尿病防治领域默默奉献的专家学者和医务工作者，是你们的智慧与汗水，为糖尿病的康复事业奠定了坚实的基础。更要感谢与我朝夕相处的康复治疗师团队和湖北医药学院党委副书记、院长罗杰教授，太和医院党委书记、院长唐以军教授，以及我的医生同事们，正是你们的努力与贡献才有此书的出版。同时，从成立糖尿病康复研究中心之初直到现在，我们得到了湖北医药学院党委副书记、院长罗杰教授及各级领导和科研部门的大力支持与帮助，在此一并表示感谢！

我们深知，糖尿病的康复之路漫长且不易，需要患者、家属、医务人员及社会各界的共同努力。因此，衷心希望本书能成为广大读者手中的一盏明灯，照亮糖尿病康复的征途，为基层卫生专业人员提供实用的工作指南，为糖尿病患者及糖尿病前期人群带来希望与力量。期待本书的出版能够激发更多人对糖尿病的关注与重视，共同为构建健康中国贡献自己的力量。愿我们携手并进，在糖尿病康复的道路上不断前行，共创美好未来！

由于本书编写团队的知识水平和能力所限，书中错漏之处难免，请读者们不吝赐教！

高峰　乐生龙

2025 年 6 月

目录

第一章 • 糖尿病的基本知识

第一节　糖尿病的诊断与分型　002
　　一　糖尿病的诊断　002
　　二　糖尿病的分型　004

第二节　糖尿病的病因　005
　　一　现代医学理论下的糖尿病病因　005
　　二　中医理论下的糖尿病病因　006

第三节　糖尿病的并发症　008
　　一　糖尿病的急性并发症　008
　　二　糖尿病的慢性并发症　011

第四节　糖尿病的应对措施　013
　　一　患者的自我管理　013
　　二　专业医疗人员的指导　014
　　三　糖尿病的分层预防策略　015

第五节　糖尿病的药物治疗　017
　　一　用药原则　017
　　二　常用药物　018
　　三　中医药治疗　026

第二章 • 糖尿病运动康复的理论基础

第一节　运动降糖的作用机制　030
　　一　有氧运动的降糖作用机制　030
　　二　抗阻运动的降糖作用机制　031
　　三　高强度间歇运动的降糖作用机制031
　　四　柔韧性运动的降糖作用机制　032

第二节　运动对糖尿病患者的健康益处　032
　　一　改善血糖　032
　　二　增加胰岛素敏感性　033
　　三　提高基础代谢率,促进脂肪消耗　034
　　四　改善心肺功能　034
　　五　增强社会适应能力,增进心理健康035

第三章 • 糖尿病运动康复的基本要素与目标

第一节　糖尿病运动康复的基本要素　038
　　一　制订合理的运动处方　038
　　二　不同人群的运动建议　041
　　三　运动康复的禁忌证　048

第二节　糖尿病运动康复的目标　049
　　一　改善血糖　050
　　二　提高代谢,优化体重　050
　　三　提升功能水平　050

四　提高生活质量　051

第四章 • 糖尿病运动康复方案的制订与实施

第一节　糖尿病运动康复的标准化流程　054

第二节　糖尿病运动康复的评估　054

一　全面的体检　054

二　有氧能力评估　063

三　肌肉力量评估　064

四　柔韧性评估　065

五　平衡及协调能力评估　066

第三节　糖尿病运动康复方案内容　066

一　有氧运动　066

二　抗阻运动　070

三　柔韧性训练　071

四　平衡及协调训练　072

五　中国传统功法　072

六　正念与脑力训练　074

第四节　糖尿病运动康复方案的实施　076

一　运动方案的调整　076

二　运动方案的进阶　077

三　运动时需监测的指标　077

四　健康教育与依从性培养　079

第五章 • 运动损伤的预防与处理

第一节 糖尿病患者运动损伤的预防 088
　　一 充分了解自身健康状况 088
　　二 选择合适的运动方式 088
　　三 做好运动前的热身和拉伸 088
　　四 选择合适的运动环境 089
　　五 随身携带应急物品 089
　　六 穿着合适的装备 089
　　七 定期监测血糖 089
　　八 注意运动后的恢复 089

第二节 糖尿病患者急性运动损伤的症状及
　　　 原因 090
　　一 急性损伤的主要症状 090
　　二 急性损伤的主要原因 091

第三节 糖尿病患者急性运动损伤的处理原则 092
　　一 保护 092
　　二 休息 092
　　三 冰敷 093
　　四 加压 093
　　五 抬高 093

第四节 其他突发状况及处理 094
　　一 运动时头晕和心慌 094
　　二 运动时胸闷和胸痛 094
　　三 运动时中暑 094

第六章 • 糖尿病运动康复实践

第一节	运动评估	097
一	有氧能力评估	097
二	肌肉力量评估	103
三	柔韧性评估	106
四	平衡及协调能力评估	108
第二节	运动注意事项	111
一	运动前注意事项	111
二	运动时的注意事项	112
三	运动后的注意事项	112
四	药物对运动反应的影响	113
第三节	常见训练动作解析	113
一	上肢徒手训练	114
二	核心自重训练	116
三	下肢自重训练	118
四	弹力带抗阻训练	120
五	器械抗阻训练	121
六	拉伸训练	125
七	平衡训练	128
八	其他训练	129
第四节	运动康复范例	130
一	居家锻炼	130
二	治疗中心锻炼范例	132
三	健身房锻炼	134

四 户外锻炼 135

五 社区锻炼 136

第七章 • 糖尿病康复中的膳食、心理与睡眠

第一节 膳食与血糖的关系 138

一 膳食对血糖的影响 138

二 机体对血糖水平的调控 138

第二节 糖尿病的膳食目标 139

一 养成和建立合理膳食习惯 139

二 控制体重和预防消瘦 140

三 优选全谷物和低血糖指数食物 141

四 预防和延缓并发症 152

五 合理选择应用食药物质 152

六 促进餐后血糖稳定 153

七 提高血糖控制能力 154

第三节 膳食营养要素 155

一 控制总热量 155

二 选择分量合适的优质主食 157

三 摄入适量瓜果蔬菜 157

四 摄入优质肉类 158

五 补充摄入奶类、豆类、坚果类食物 159

六 足量饮水,限制饮酒 160

七 膳食补充剂 161

八　注意进餐顺序　163

九　食物估算方法　164

第四节　膳食模式的选择　164

一　地中海饮食　164

二　素食　165

三　低脂饮食　165

四　低碳水化合物饮食　166

五　生酮饮食　166

六　得舒饮食　167

七　糖尿病食谱范例　167

第五节　糖尿病与心理健康　170

一　主要心理问题　170

二　应对策略　171

第六节　糖尿病与睡眠　173

一　糖尿病与睡眠的相互影响　173

二　睡眠干预方法　176

第八章 • 糖尿病的血糖监测

第一节　血糖监测的重要性　181

第二节　日常血糖监测　182

一　血糖仪的基本使用方法　182

二　血糖监测计划　184

三　血糖监测问题　　185

四　持续葡萄糖监测　　187

附：图文速查

第一章

糖尿病的
基本知识

第一节

糖尿病的诊断与分型

一 糖尿病的诊断

(一)糖尿病的诊断标准

糖尿病是一种由多种病因引起的以慢性高血糖为特征的代谢性疾病,主要是由于胰岛素分泌不足和/或胰岛素作用缺陷(胰岛素抵抗)。我国糖尿病的诊断标准见表 1-1-1。

表 1-1-1　糖尿病的诊断标准

诊断标准	静脉血浆葡萄糖或 HbA$_{1c}$ 水平
典型糖尿病症状	
加上随机血糖	≥ 11.1mmol/L
或加上空腹血糖	≥ 7.0mmol/L
或加上 OGTT 2h 血糖	≥ 11.1mmol/L
或加上 HbA$_{1c}$	≥ 6.5%
无糖尿病典型症状者,需改日复查确认(不包括随机血糖)	

资料来源:《中国糖尿病防治指南(2024 版)》。

注:1. OGTT(oral glucose tolerance test)为口服葡萄糖耐量试验;HbA$_{1c}$(hemoglobin A$_{1c}$)为糖化血红蛋白。

2. 典型糖尿病症状包括烦渴多饮、多尿、多食、不明原因体重下降;随机血糖指不考虑上次用餐时间,一天中任意时间的血糖,不能用来诊断空腹血糖受损或糖耐量减低;空腹状态指至少 8h 没有进食热量。

（二）糖尿病前期的诊断标准

糖尿病前期，又称糖调节受损，指血糖水平出现异常状态但未到达糖尿病诊断标准。它是过渡阶段，提示糖尿病发病危险性增加。糖尿病前期分为空腹血糖受损（impaired fasting glucose，IFG）和糖耐量减低（impaired glucose tolerance，IGT）两种情况，具体诊断标准见表 1-1-2。

表 1-1-2　中国成人糖尿病前期诊断标准

静脉血浆葡萄糖或 HbA$_{1c}$ 水平	糖尿病前期		
	IFG	IGT	IFG ＋ IGT
空腹血糖 /（mmol/L）	≥ 6.1，< 7.0	< 6.1	≥ 6.1，< 7.0
加上糖负荷后 2h 血糖 /（mmol/L）	< 7.8	≥ 7.8，< 11.1	≥ 7.8，< 11.1
和 / 或加上 HbA$_{1c}$(%)		≥ 5.7，< 6.5	

资料来源：《中国成人糖尿病前期干预的专家共识（2023 版）》。

注：空腹血糖受损和糖耐量减低统称为糖调节受损，也称糖尿病前期。空腹血糖正常参考范围下限通常为 3.9mmol/L。

糖尿病前期一般没有症状，不易被发现。糖尿病前期人群虽然没有达到糖尿病人群的血糖水平，但由于合并高血压、超重或肥胖及血脂紊乱等危险因素，心脑大血管疾病及微血管病变的发生率比健康人群明显增加。

代谢综合征为糖尿病的预告指标。代谢综合征是一组以肥胖、高血糖（糖尿病或糖调节受损）、血脂异常以及高血压等聚集发病、严重影响机体健康的临床综合征，其中具备以下 3 项及以上时可确诊，空腹血糖≥6.1mmol/L 或餐后 2h 血糖≥7.8mmol/L，和 / 或已确诊糖尿病者；血压 ≥ 130/85mmHg（1mmHg ＝ 0.133

322kPa),和 / 或已确诊糖尿病者;空腹甘油三酯(triglyceride,TG)
≥ 1.7mmol/L;空腹高密度脂蛋白胆固醇(high-density lipoprotein
cholesterol,HDL-C)< 1.04mmol/L;腰围男性 ≥ 90cm,女性
≥ 85cm。

(三)糖尿病前期的预防

1. **关注高危人群** 年龄 ≥ 40 岁;中心型肥胖者;有糖尿病
家族史;久坐、缺乏体育锻炼、未定期进行健康体检的人群。

2. **改善不良生活方式**

3. **定期监测血糖** 尽早发现、尽早治疗。

4. **适量运动** 养成运动习惯,日常增加体力活动。

二 糖尿病的分型

根据世界卫生组织(World Health Organization,WHO)的
病因学分型体系,糖尿病可分为 4 种类型,分别为 1 型糖尿病
(diabetes mellitus type 1,T1DM)、2 型糖尿病(diabetes mellitus
type 2,T2DM)、特殊类型糖尿病和妊娠糖尿病。

其中,2 型糖尿病旧称非胰岛素依赖型糖尿病,占糖尿病患
者 90% 以上,其发病年龄多在 40 岁之后。由于多发于成年,又
称成人发病型糖尿病。T2DM 的病因和发病机制目前亦不明确,
其显著的病理生理学特征为胰岛素调控葡萄糖代谢能力的下降
(胰岛素抵抗)伴胰岛 β 细胞功能缺陷所导致的胰岛素分泌减少
(相对减少)。

第二节

糖尿病的病因

一 现代医学理论下的糖尿病病因

(一)遗传

具有糖尿病家族史的人群属于高危人群,其 2 型糖尿病的患病风险明显高于其他人群。

(二)肥胖

许多纵向研究表明肥胖常常伴随着 2 型糖尿病,非肥胖个体的 2 型糖尿病的发生率较低。因此,对肥胖程度的检测能有效预测 2 型糖尿病的发生。

(三)不良的饮食习惯

高糖、高脂肪、高胆固醇的饮食会增加糖尿病的患病风险。饮食中摄入过多的糖分会导致血糖升高,并可能影响身体对胰岛素的敏感性。

(四)缺乏运动

久坐不动的生活方式和缺乏体育锻炼会显著增加 2 型糖尿病的患病风险。体育锻炼能够帮助控制体重,提高机体的胰岛素敏感性。

(五)年龄

随着年龄的增长,2型糖尿病的患病风险增加。研究显示,40岁以上人群更容易患2型糖尿病。

(六)吸烟和饮酒

吸烟和饮酒是2型糖尿病的重要危险因素,这些行为不仅影响代谢健康,还可能加剧其他相关疾病的发生。

(七)药物及疾病

过量服用利尿剂、盲目使用糖皮质激素、抗抑郁药物使用不当、β受体阻滞剂使用错误、长期使用抗逆转录病毒药物等可能导致糖尿病。

(八)其他因素

睡眠质量差、应激事件、压力过大、空气污染物等也可能导致糖尿病。

二 中医理论下的糖尿病病因

消渴症是糖尿病的中医诊断,症见口渴、多饮、多尿、形体消瘦,和现代医学的糖尿病"三多一少"症状吻合。

(一)素体不足

传统医学认为五脏柔弱、先天禀赋不足为消渴的内因。五脏主藏精气,五脏衰弱则精亏液竭,虚热上炎,久致消渴。中医理论中,"肾为先天之本""脾为后天之本",肾脾不足,肾阴亏虚,虚火内铄,肾失固摄,精微下泄,脾阴不足,不溉四旁,阴津不

足,均可致消渴。

(二)外感邪气

外感六淫,燥火风热毒邪内侵散膏胰腺,旁及脏腑,化燥伤津,亦可发生消渴病。

(三)饮食失常

《素问·奇病论》云:"此肥美之所发也,此人必数食甘美而多肥也,肥者令人内热,甘者令人中满,故其气上溢,转为消渴。"除传统饮食之外,亦有人饮食量不多而发消渴,可能与饮食性质异常(如高热量食品、膨化食品、碳酸饮料、农药残留、化学污染)有关。

(四)情志失调

情志不节,郁怒、悲哀、忧思、愁闷均可致消渴。五志过急化火,消灼津液、暗耗脏阴、脏腑阴精亏损而发消渴。

(五)劳逸不节

《素问·宣明五气篇》云:"久视伤血、久卧伤气、久坐伤肉、久立伤骨、久行伤筋,是谓五劳所伤。"过度安逸可以导致气血不流畅,脾的运化功能失常,脾不能为胃行其津液,易化燥生热,继而引起一系列的消渴症状。

(六)起居失度

从人身来谈,熬夜大伤肝木,肝木受损则水土失衡。生活方式不良,如熬夜、劳累、压力过大等耗伤心神,会杀伐肝木之气。

(七)体质因素

体质与疾病的发生、预后及转归均相关。2 型糖尿病与体质易感性有关,阴虚体质、气虚体质、痰湿体质、湿热体质是 2 型糖尿病的主要易感体质。

第三节

糖尿病的并发症

一　糖尿病的急性并发症

(一)糖尿病酮症酸中毒

糖尿病酮症酸中毒(diabetic ketoacidosis,DKA)是指糖尿病患者由于胰岛素不足和拮抗激素升高导致高血糖、高酮血症、酮尿以及脂肪和蛋白质、水、电解质代谢严重紊乱等病理改变的综合征,是一种糖尿病急性并发症。在各种急性应急状态下,糖尿病患者的糖代谢可能会发生严重紊乱,此时机体对葡萄糖利用明显减少,脂肪成为主要供能物质,脂肪分解加速使酮体生成量明显超过机体的利用量,导致酮体在机体内聚积。当血液中酮体水平超过正常值时称糖尿病酮症,由于酮体呈酸性,大量聚积时导致酸中毒。临床以发病急、病情重、变化快为特点,发生常有诱因,包括急性感染、胰岛素不适当减量或突然中断治疗、饮食不当、胃肠疾病、脑卒中、心肌梗死、创伤、手术、妊娠、分娩、精神刺激等。

（二）高渗性高血糖状态

高渗性高血糖状态（hyperosmolar hyperglycemic state, HHS）是糖尿病的严重急性并发症之一，临床以严重高血糖（通常大于33.3mmol/L）而无明显 DKA、有效血浆渗透压大于 300mOsm/（kg·H_2O）或总血浆渗透压大于 320mOsm/（kg·H_2O）、脱水和意识障碍为特征。

（三）低血糖

1. **低血糖的诊断标准**　对非糖尿病患者来说，低血糖症的诊断标准为血糖 < 2.8mmol/L，而接受药物治疗的糖尿病患者只要血糖 < 3.9mmol/L 就属于低血糖。2 型糖尿病患者出现以下情况可能会导致低血糖的发生。

（1）药物剂量过高：糖尿病患者在使用口服药物或胰岛素治疗时，如果药物剂量过高，可能导致血糖水平下降过快，从而引发低血糖。

（2）饮食不当：糖尿病患者在治疗过程中，如果饮食控制过于严格，或者进食时间与药物作用时间不符，也可能导致低血糖。

（3）运动过量：适量的运动有助于糖尿病患者控制血糖，但过度运动可能导致血糖水平下降过快，引发低血糖。

（4）急性应激：急性应激状态，如感染、创伤、手术等，可能导致体内激素水平波动，使血糖水平下降，引发低血糖。

（5）药物相互作用：某些药物之间可能存在相互作用，导致血糖水平下降，如某些抗生素、抗抑郁药等。

2. **临床表现**　低血糖的临床表现与血糖水平以及血糖的下降速度有关，可表现为交感神经兴奋（如心悸、焦虑、出汗、头晕、手抖、饥饿感等）和中枢神经症状（如神志改变、认知障碍、抽

搐和昏迷）。老年患者发生低血糖时常可表现为行为异常或其他非典型症状。有些患者发生低血糖时可无明显的临床症状，称为无症状性低血糖，也称为无感知性低血糖或无意识性低血糖。有些患者屡发低血糖后，可表现为无先兆症状的低血糖昏迷。

3. **低血糖分级** 1 级低血糖：血糖 < 3.9mmol/L 且 ≥ 3.0mmol/L；2 级低血糖：血糖 < 3.0mmol/L；3 级低血糖：需要他人帮助治疗的严重事件，伴有意识和 / 或躯体改变，但没有特定血糖界限。

4. **低血糖的可能诱因和预防对策**

（1）未按时进食，或进食过少：患者应定时、定量进餐，如果进餐量减少则相应减少降糖药物剂量，有可能误餐时应提前做好准备。

（2）呕吐、腹泻：呕吐、腹泻可使机体能量（尤其是碳水化合物）摄入减少，从而诱发低血糖。如果患者有呕吐、腹泻等表现，需及时治疗并调整降糖药的剂量，同时加强血糖监测。

（3）酒精摄入，尤其是空腹饮酒：酒精能直接导致低血糖，应尽量戒酒，避免酗酒和空腹饮酒。

（4）运动增加：根据患者病情和身体素质选择适合自己的运动方式，运动前应增加额外的碳水化合物摄入，预防低血糖发生。

（5）自主神经功能障碍：糖尿病患者常伴有自主神经功能障碍，自主神经功能障碍影响机体对低血糖的调节能力，增加发生严重低血糖的风险。同时，低血糖也可能诱发或加重患者自主神经功能障碍，形成恶性循环。

（6）肝、肾功能不全：合并肝、肾功能不全的糖尿病患者易发生低血糖，与肝、肾功能不全引起纳差及糖异生能力降低等因素有关。

（7）胰岛素及胰岛素促泌剂的应用：胰岛素及胰岛素促泌剂

可诱发低血糖,故使用这些药物应从小剂量开始,逐渐增加剂量,并做好血糖监测。患者如出现低血糖,应积极寻找原因,及时调整治疗方案和药物剂量。

(8)血糖控制目标过严:严格的血糖控制会增加低血糖的风险,严重低血糖可能与患者死亡风险增加有关,因此,对有低血糖尤其是严重低血糖或反复发生低血糖的糖尿病患者除调整治疗方案外,还应适当放宽血糖控制目标。

(9)糖尿病患者应常规随身备用碳水化合物类食品,一旦发生低血糖,立即食用。

(10)自我血糖监测(self-monitoring of blood glucose,SMBG)和持续葡萄糖监测(continuous glucose monitoring,CGM)是评估疗效和早期识别低血糖的重要工具。夜间低血糖常因难以发现而得不到及时处理,此类患者需加强 SMBG 和 CGM。

二 糖尿病的慢性并发症

(一)糖尿病下肢动脉病变

下肢动脉病变是外周动脉疾病的一个组成成分,表现为下肢动脉的狭窄或闭塞。其主要病因是动脉粥样硬化,动脉炎和栓塞等也可导致下肢动脉病变。

(二)神经性病变

神经性病变是糖尿病最常见的慢性并发症,包括弥漫性神经病变、单神经病变、神经根神经丛病变,以远端对称性多发性神经病变最具代表性。2 型糖尿病患者在中后期可能会出现神经性病变,主要表现为感觉障碍(如肢体麻木、灼烧感)、运动障碍(如肌肉萎缩)及自主神经功能障碍(如皮肤干燥、出汗减少、

指甲和趾甲营养不良)。2型糖尿病患者更易患上阿尔茨海默病(Alzheimer's disease,AD),从而导致患者短期记忆丧失和认知障碍,与大脑中的胰岛素信号转导和葡萄糖代谢异常有关。AD与糖尿病之间存在共同的病理生理机制,尤其是在胰岛素抵抗和大脑中葡萄糖控制受损方面。

(三)糖尿病足

糖尿病足是指初诊糖尿病或已有糖尿病病史的患者,足部出现感染、溃疡或组织的破坏,通常伴有下肢神经病变和/或周围动脉病变。长期的高血糖可能导致糖尿病足,表现为足部疼痛、感染、溃疡等症状。

(四)糖尿病视网膜病变

糖尿病视网膜病变是成人失明的主要原因,主要危险因素包括糖尿病病程、高血糖、高血压和血脂紊乱等。同时还会导致其他眼病的发生如白内障、青光眼等,可能导致视力下降甚至失明。

(五)糖尿病肾病

糖尿病肾病包括各种原因引起的慢性肾脏结构和功能障碍病变,可累及全肾(包括肾小球、肾小管、肾间质等),由于肾脏微血管病变导致肾功能下降,早期出现蛋白尿,晚期出现肾功能不全。危险因素包括不良生活习惯、年龄、病程、血糖、血压、肥胖(尤其是腹型肥胖)、血脂、尿酸、环境污染物等。

(六)牙周炎

糖尿病患者抵抗力低,给细菌的侵袭创造了有利条件,因此常并发口腔疾病。常见的口腔并发症有蛀牙、齿龈脓肿、牙周炎、

牙龈炎、腭部炎症以及齿龈、舌、黏膜面的糜烂等。牙周和牙齿反复发生感染,又可使糖尿病病情恶化。

第四节
糖尿病的应对措施

一　患者的自我管理

(一)了解疾病

熟知糖尿病的基本知识,对什么是糖尿病及其危害有充分认知。

(二)熟悉治疗方法

遵循"五驾马车"的治疗原则,包括降压、调脂、抗血小板、减轻肥胖、控制血糖,同时还需在医生指导下进行个体化治疗。

(三)了解并发症

学习 2 型糖尿病的并发症,如心血管疾病、肾病、视网膜病变等,以便早期预防和控制并发症的发生。

(四)学习自我管理技能

掌握自我监测血糖、血压等指标的方法,能够在日常生活中合理安排饮食、制订运动计划并实施、规律服用药物等,有助于提高糖尿病患者的生活质量。

（五）寻求专业培训和教育资源

建议糖尿病患者能够积极参加糖尿病教育课程,或关注糖尿病专业机构、慈善组织等发布的教育资源,获得更多权威信息,主动健康。

（六）寻求糖尿病康复医疗机构主动进行康复治疗

糖尿病康复医疗机构包括专业内分泌科和康复医疗机构,他们可以为患者提供专业的康复治疗。

二　专业医疗人员的指导

（一）医生

1. **诊断和监测**　医生可以通过血液检查和其他测试来诊断糖尿病,并定期监测患者的血糖水平,这有助于确定治疗方案和调整药物剂量。

2. **药物治疗**　口服药物或胰岛素可以帮助身体更好地利用胰岛素或增加胰岛素的分泌,以此来帮助患者控制血糖水平。

3. **生活方式建议**　向患者提供有关饮食、运动和其他生活方式干预的指导,以帮助控制糖尿病。

4. **并发症管理**　监测患者的并发症,并提供适当的治疗和管理建议,以帮助患者预防和控制并发症。

（二）康复治疗师

1. **运动治疗**　康复治疗师可以为患者制订个体化的运动计划,以帮助患者控制血糖水平和提高身体健康水平。运动可以帮助身体更好地利用胰岛素,并降低心血管疾病的风险。

2. **饮食建议**　向患者提供有关饮食的建议,以帮助患者控制血糖水平和维持健康的体重。

3. **心理支持**　为糖尿病患者提供心理支持和咨询,以帮助患者应对糖尿病带来的挑战。

4. **教育和培训**　向患者提供有关糖尿病的教育和培训,以帮助患者更好地了解糖尿病和如何管理病情。

三　糖尿病的分层预防策略

四级预防包括零级预防、一级预防、二级预防和三级预防。零级预防针对的是全体人群,侧重风险因素的预防,强调的是理想健康状态、环境健康、行为健康、心理健康等;一级预防针对的是高风险人群,强调预防糖尿病的发生;二级预防针对的是糖尿病早期阶段,强调早发现、早诊断、早治疗,在已诊断的患者中预防糖尿病并发症的发生;三级预防针对的是糖尿病中晚期阶段,强调延缓已存在的糖尿病并发症的进展、降低致残率和死亡率,改善患者的生存质量。

(一)零级预防

零级预防强调改变危险因素赖以产生和发展的自然和社会环境,从而避免危险因素的发生和流行,体现在政府制定相关政策和法规、提高国民健康素养和普及健康生活方式等。

(二)一级预防

通过健康教育提高大家对糖尿病防治的认识和参与度。倡导均衡饮食、保持体重、适量运动、限盐、戒烟、限酒、保持心理平衡等健康生活方式,提升社会整体糖尿病防治水平。对于高危

人群,如糖尿病前期的患者,实施适当的生活方式干预,如增加蔬菜摄入、减少酒精和单糖摄入,鼓励超重或肥胖者减轻体重、增加日常活动量,从而延缓或预防 2 型糖尿病的发生。

(三)二级预防

二级预防主要针对已确诊的 2 型糖尿病患者,通过早发现、早诊断和早治疗,防止糖尿病并发症的出现,包括对血糖、血压、血脂等指标的管理以及眼、肾、足等器官的保护。遵循"五驾马车"的管理方法,即降压、调脂、抗血小板、减轻肥胖、控制血糖,从而控制血糖水平,降低并发症风险。

(四)三级预防

三级预防主要针对已有糖尿病并发症的患者,通过减缓并发症发展,降低残疾率和死亡率,提高生活质量。这要求继续实施"五驾马车"的综合措施,如严格控制血糖、血压、血脂等指标,预防并发症恶化。同时,针对已发生的并发症,如肾病、视网膜病变等,进行相应治疗和康复训练,减轻并发症对生活质量的影响。

做好预防很重要,能尽可能降低遗传的概率,减少危险因素。有研究表明中国人 2 型糖尿病具有遗传易感性,在中国人中还发现了 *PAX4*、*NOS1AP* 等 2 型糖尿病易感基因。与中国人 2 型糖尿病显著相关的 40 个易感位点构建的遗传评分模型可用于预测中国人 2 型糖尿病发生的可能性。2 型糖尿病有明显的遗传趋势,如果父母有一方为 2 型糖尿病,子女的糖尿病风险为 40% 左右,如果父母都是 2 型糖尿病,子女的 2 型糖尿病风险高达 70% 左右,因此我们需要加强四级预防,从根本解决问题。

第五节

糖尿病的药物治疗

一 用药原则

药物治疗是糖尿病治疗的重要组成部分,糖尿病患者的用药原则包括以下几个方面:

(一)个性化用药

糖尿病的诱发因素很多,因糖尿病而引起的相关并发症也不尽相同,医生应根据患者的年龄、病情、身体状况、并发症等因素,选择适合的药物。

(二)控制低血糖风险

在治疗过程中,既要控制高血糖,又要防止低血糖,选择适当的药物和剂量,以达到血糖的平衡。

(三)考虑体重影响

2 型糖尿病患者大部分为超重或肥胖人群,药物选择应避免加重体重,以免影响胰岛功能的正常发挥和增加心脑血管疾病风险。

(四)定期监测血糖

患者需定期检查血糖水平,关注糖化血红蛋白、肝肾功能、

血脂和 24h 尿蛋白等指标,以评估药物疗效并根据血糖变化调整药物剂量。

(五)长期坚持用药

糖尿病患者需坚持使用降糖药物,以维持血糖在正常范围内。如有肝肾功能不全,应更加谨慎选择药物,避免对肝脏和肾脏造成损伤。

(六)注意药物相互作用

多种药物同时使用时,应注意药物之间的相互作用,避免不良反应。如有需要,应咨询医生调整治疗方案。

(七)配合生活方式干预

药物治疗的同时,患者需养成良好的生活习惯,如合理饮食、适量运动、保持良好的心理状态等,以协同改善血糖控制。

二 常用药物

(一)口服类药物

1. **双胍类药物** 双胍类药物可以通过降低肝脏的糖生成,提高肌肉对胰岛素的敏感性,抑制肠道葡萄糖吸收及影响胰岛素分泌从而降低血糖。许多国家和国际组织制定的糖尿病诊治指南中均推荐二甲双胍作为 T2DM 患者控制高血糖的一线用药和药物联合中的基本用药。二甲双胍属于双胍类药物,主要不良反应为胃肠道反应,因此应从小剂量开始并逐渐加量以减少其不良反应,且需注意单独使用二甲双胍虽不会增加低血糖风险,但二甲双胍与胰岛素或胰岛素促泌剂联合使用时可增加

发生低血糖的风险。

二甲双胍是 2 型糖尿病的首选药物,其作用机制见图 1-5-1。

2. 磺酰脲类药物 磺酰脲类药物属于胰岛素促泌剂,这类药物通过刺激胰岛 β 细胞分泌胰岛素,增加体内的胰岛素水平而降低血糖。磺酰脲类药物可使 HbA_{1c} 降低 1.0% ~ 1.5%(去除安慰剂效应后),有前瞻性、随机分组的临床研究结果显示磺酰脲类药物的使用与糖尿病微血管病变和大血管病变发生的风险下降也相关。磺酰脲类药物如果使用不当则会导致低血糖,特别是老年患者和肝、肾功能不全者,应谨慎用药。

磺酰脲类药物常用的有格列美脲、格列本脲等,其作用机制见图 1-5-2。

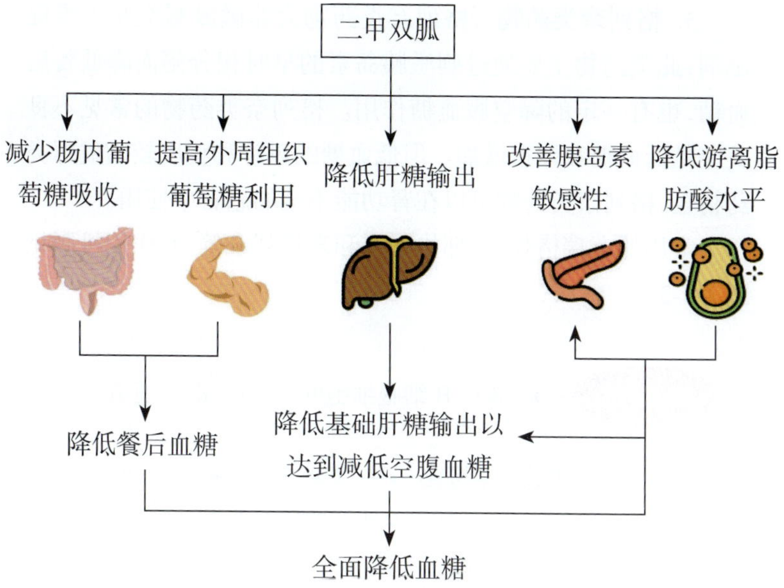

图 1-5-1　二甲双胍降糖机制

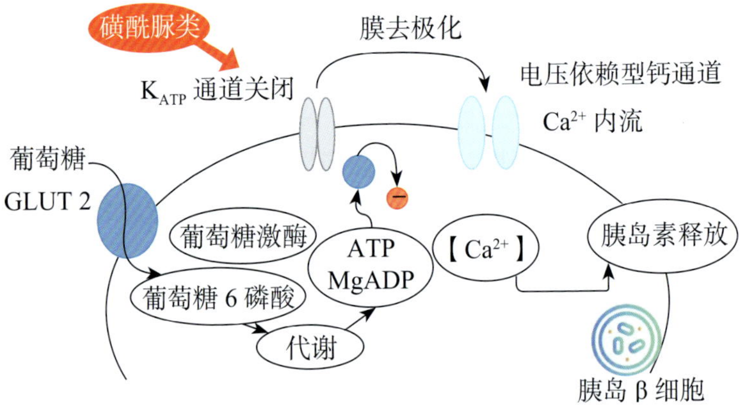

图 1-5-2　磺酰脲类药物降糖机制

葡萄糖 GLUT2：葡萄糖转运蛋白 2；K_{ATP}：ATP 敏感性钾通道；

MgADP：镁离子（Mg^{2+}）与二磷酸腺苷（ADP）形成的复合物。

3. **格列奈类药物**　格列奈类药物为非磺酰脲类胰岛素促泌剂，此类药物主要通过刺激胰岛素的早时相分泌而降低餐后血糖，也有一定的降空腹血糖作用。格列奈类药物的常见不良反应是低血糖和体重增加。但低血糖的风险和程度较磺酰脲类药物轻，格列奈类药物可以在肾功能不全的患者中使用。

常用的有瑞格列奈、那格列奈和米格列奈等，其作用机制见图 1-5-3。

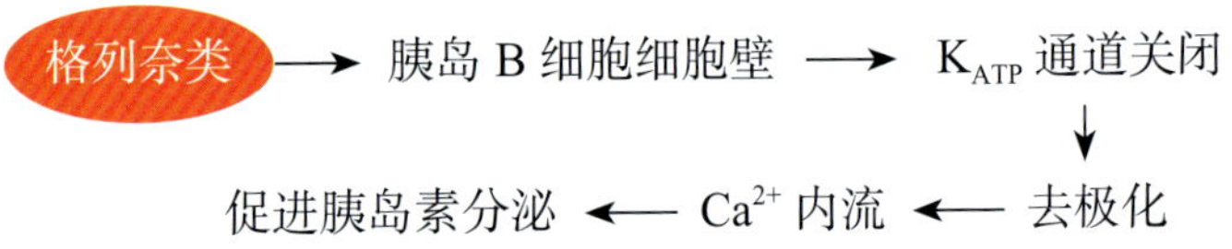

图 1-5-3　格列奈类药物降糖机制

4. **噻唑烷二酮类药物**（thiazolidinedione，TZD）　TZD 主要

通过增加靶细胞对胰岛素作用的敏感性而降低血糖。卒中后胰岛素抵抗干预研究表明,噻唑烷二酮类药物吡格列酮能降低卒中和心肌梗死再发生的风险,同时降低新发糖尿病的风险。

目前在我国上市的 TZD 主要有罗格列酮和吡格列酮及其与二甲双胍的复方制剂等,其作用机制见图 1-5-4。

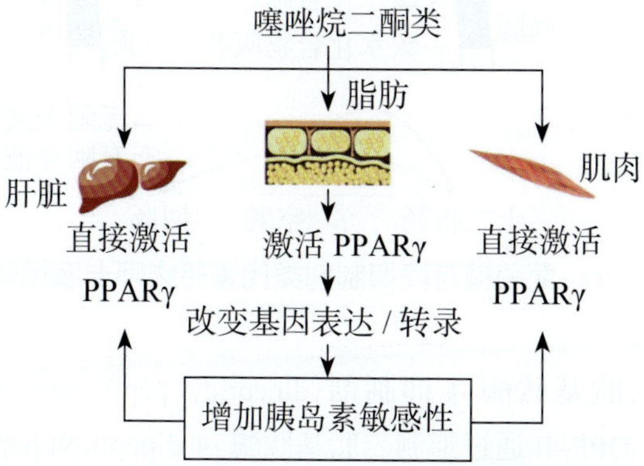

图 1-5-4 噻唑烷二酮类药物降糖机制

PPARγ:过氧化物酶体增殖物激活受体 γ,它是一种核受体蛋白,主要在脂肪组织、免疫细胞和某些其他组织中表达,在调节基因表达、代谢和炎症反应中起重要作用。

5. α-葡萄糖苷酶抑制剂类　α-葡萄糖苷酶抑制剂通过抑制碳水化合物在小肠上部的吸收而降低餐后血糖,适用于以碳水化合物为主要食物成分的餐后血糖升高的患者。在包括中国人在内的 T2DM 人群中开展的临床研究的系统评价结果显示,α-葡萄糖苷酶抑制剂可以使糖化血红蛋白降低 0.50%,并能使体重下降。

国内上市的 α-葡萄糖苷酶抑制剂主要有阿卡波糖、伏格列波糖和米格列醇,阿卡波糖的作用机制见图 1-5-5。

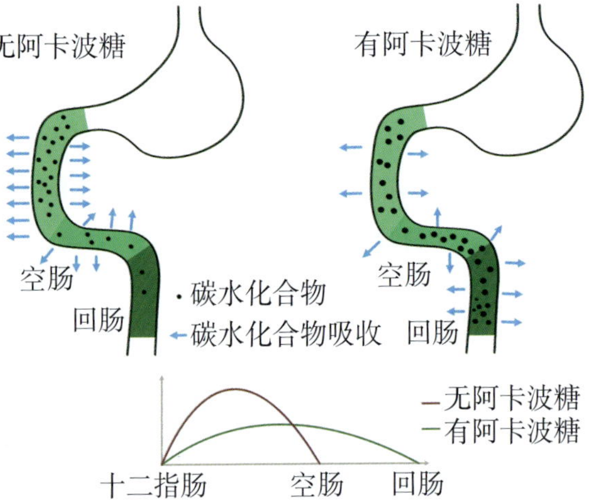

图 1-5-5 α- 葡萄糖苷酶抑制剂类代表药物阿卡波糖降糖机制

6. **二肽基肽酶 -4 抑制剂**（dipeptidyl peptidase-4 inhibitors，DPP-4i） DPP-4i 通过抑制二肽基肽酶 -4（dipeptidyl peptidase-4，DPP-4）而减少胰高血糖素样肽 -1（glucagon-like peptide-1，GLP-1）在体内的失活，使内源性 GLP-1 水平升高，GLP-1 以葡萄糖浓度依赖的方式增加胰岛素分泌，抑制胰高血糖素分泌。DPP-4i可使糖化血红蛋白水平降低 0.4% ～ 0.9%，其降糖效果与基线糖化血红蛋白水平有关，即基线糖化血红蛋白水平越高，降低血糖和糖化血红蛋白的绝对幅度越大。

目前在国内上市的 DPP-4i 主要有西格列汀、沙格列汀、维格列汀、利格列汀和阿格列汀，其作用机制见图 1-5-6。

7. **钠 - 葡萄糖协同转运蛋白 2 抑制剂**（sodium-glucose cotransporter-2 inhibitor，SGLT-2i） SGLT-2i 是一类近年受到高度重视的新型口服降糖药物，可抑制肾脏对葡萄糖的重吸收，降低肾糖阈，从而促进尿糖的排出。SGLT-2i 单药治疗能使糖化血红蛋白水平降低 0.5% ～ 1.2%；在二甲双胍基础上联合治疗

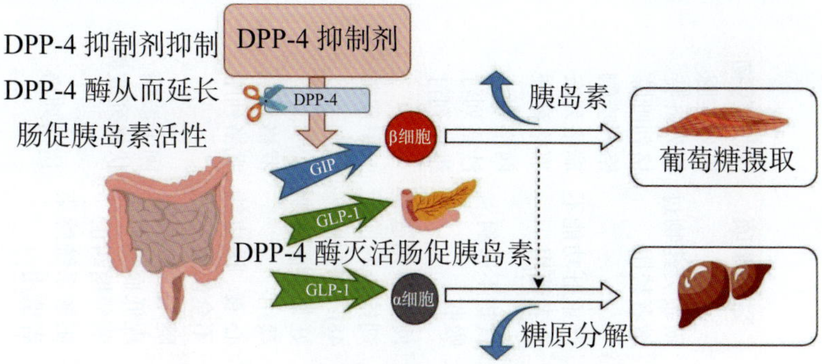

DPP-4 抑制剂抑制 DPP-4 酶从而延长肠促胰岛素活性

DPP-4 酶灭活肠促胰岛素

图 1-5-6　二肽基肽酶 -4 抑制剂降糖机制

DPP-4：二肽基肽酶 -4；GIP：促胰岛素分泌多肽；GLP-1：胰高糖素样肽 -1。

可进一步使糖化血红蛋白水平降低 0.4% ~ 0.8%。SGLT-2i 还有一定的减轻体重和降压作用。

目前在我国上市的 SGLT-2i 主要有达格列净、恩格列净、卡格列净和艾托格列净，其作用机制见图 1-5-7。

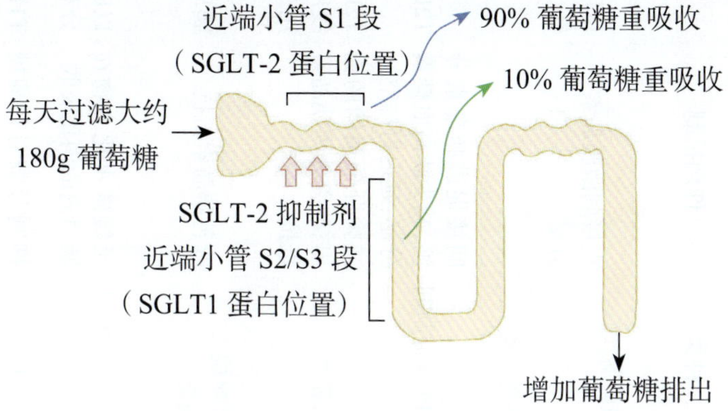

图 1-5-7　钠 - 葡萄糖协同转运蛋白 2 抑制剂降糖机制

表 1-5-1 为口服降糖药基本知识。

表 1-5-1　口服降糖药基本知识

作用效果	种类	作用机制	适应范围	不良反应	注意事项	代表药物
促胰岛素分泌剂	磺酰脲类	直接刺激胰岛素分泌	单用饮食控制疗效不满意的轻、中度T2DM患者	低血糖、体重增加	磺胺类药物过敏者禁用；严重肝功能不全者慎用	格列美脲、格列齐特、格列吡嗪
	格列奈类					瑞格列奈、那格列奈
	DPP-4抑制剂	间接促进胰岛素分泌，减少胰高血糖素分泌；延迟胃排空	T2DM患者		食物不影响吸收	西格列汀、沙格列汀、维格列汀
非促胰岛素分泌剂	双胍类	减少肝葡萄糖的输出；改善外周胰岛素抵抗	T2DM患者控制高血糖的一线用药和联合用药中的基础用药	胃肠道反应；乳酸酸中毒	使用碘化造影剂检查时前后48h应停用	二甲双胍
	噻唑烷二酮类	改善胰岛素抵抗	以胰岛素抵抗为主的患者	体重增加、水肿、心血管风险、肝毒性	妊娠、哺乳期禁用；心衰、肝功能不全者慎用	罗格列酮、吡格列酮
	α-葡萄糖苷酶抑制剂	延缓碳水化合物在肠道内的消化吸收	以碳水化合物为主要食物成分和餐后血糖升高的患者	胃肠道反应	随餐服用；出现低血糖服用葡萄糖纠正	阿卡波糖、伏格列波糖
	SGLT-2抑制剂	抑制肾脏对葡萄糖的重吸收	T1DM患者、T2DM患者	泌尿系统感染、多尿	泌尿系统感染者慎用	达格列净

(二)胰岛素

当口服降糖药效果不佳或存在口服药使用禁忌时,就需使用胰岛素治疗,以控制高血糖,减少糖尿病并发症的发生风险。与口服药相比,胰岛素治疗涉及更多环节,如药物选择、治疗方案、注射装置、注射技术、自我血糖监测、连续葡萄糖监测、根据血糖监测结果所采取的行动等。

根据来源和化学结构的不同,胰岛素可分为动物胰岛素、人胰岛素和胰岛素类似物。根据作用特点的差异,胰岛素又可分为超短效胰岛素类似物、常规(短效)胰岛素、中效胰岛素、长效胰岛素、长效胰岛素类似物、预混胰岛素、预混胰岛素类似物以及双胰岛素类似物。胰岛素类似物与人胰岛素相比控制血糖的效能相似,但在模拟生理性胰岛素分泌和减少低血糖发生风险方面优于人胰岛素。

(三)胰高血糖素样肽-1受体激动剂

胰高血糖素样肽-1受体激动剂(glucagon-like peptide-1 receptor agonist,GLP-1 RA)发挥降糖作用的机制是激活GLP-1受体,以葡萄糖浓度依赖的方式刺激胰岛素分泌、抑制胰高血糖素分泌,同时增加肌肉和脂肪组织葡萄糖摄取,抑制肝脏葡萄糖的生成,还可抑制胃排空、抑制食欲。GLP-1受体广泛分布于胰岛细胞、胃肠道、肺、脑、肾脏、下丘脑、心血管系统、肝脏、脂肪细胞和骨骼肌等。

我国上市的GLP-1 RA依据药代动力学分为短效的贝那鲁肽、艾塞那肽、利司那肽和长效的利拉鲁肽、艾塞那肽周制剂、度拉糖肽和洛塞那肽。GLP-1 RA可有效降低血糖,能部分恢复胰岛细胞功能,降低体重,改善血脂谱及降低血压。GLP-1 RA可单独使用或与其他降糖药物联合使用。中国T2DM患者的

多项临床研究均证实,GLP-1 RA 能有效改善空腹及餐后 2h 血糖,降低 HbA$_{1c}$,降低体重。口服降糖药二甲双胍和 / 或磺酰脲类治疗失效后,加用 GLP-1 RA 可进一步改善血糖。

三 中医药治疗

传统中医对糖尿病病机的认识是阴虚燥热,阴虚为本、燥热为标。阴津亏损则燥热偏盛,两者又互为因果,阴愈虚则燥热愈盛,燥热愈盛则阴更虚。消渴的主要病位为肺、胃、肾,其中肾尤为关键。三者之中,虽有所偏重,又相互影响。肺主治节,为水之上源,如肺燥阴虚,津液失于滋布,则胃失濡润,肾失滋源;胃热偏盛,则可灼伤肺津,耗损肾阴;而肾阴不足,阴虚火旺,亦可上炎肺胃。终至肺燥、胃热、肾虚同时存在,多饮多食多尿常互相并见。

糖尿病多因禀赋异常、过食肥甘、久坐少动以及精神因素而成。本病初始多六郁相兼为病,宜辛开苦降,行气化痰。郁久化热,肝胃郁热者,宜开郁清胃;热盛者宜苦酸制甜,其肺热、肠热、胃热诸证并宜辨证治之。燥热伤阴,壮火食气终至气血阴阳俱虚,则须益气养血,滋阴补阳润燥。脉损、络损诸证更宜及早、全程治络,应根据不同病情选用辛香疏络、辛润通络、活血通络诸法,有利于提高临床疗效。

倪青等人发表的 2 型糖尿病中医防治指南介绍了糖尿病的11 个证型。早期分为六型:肝郁脾虚证,需疏肝健脾,予逍遥散加减;痰热互结证,需清热化痰,予小陷胸汤加减;肠道湿热证,需清热利湿,予葛根黄芩黄连汤合三仁汤加减;脾胃不和证,需调和脾胃,予半夏泻心汤加减;肝胃郁热证,需开郁清热法,予大柴胡汤加减;热盛伤津证,需清热生津,予白虎加人参汤加减。

中期气阴两虚证,需益气养阴,予玉泉丸或玉液汤加减。晚期分为两型:肝肾阴虚证,需滋补肝肾,予杞菊地黄丸加减;阴阳两虚证,需滋阴温阳,予金匮肾气丸加减。兼夹证分为两型:若患者兼痰浊,需化痰降浊,偏湿热加黄连温胆汤、偏寒湿加苓桂术甘汤、偏痰湿加二陈汤;若患者兼血瘀,需活血化瘀,予桃红四物汤或血府逐瘀汤加减。

参考文献

[1] 中华医学会糖尿病学分会.中国 2 型糖尿病防治指南(2020 年版)[J].国际内分泌代谢杂志,2021,41(5):482-548.

[2] 武留信.中国健康管理与健康产业发展报告 [M].北京:社会科学文献出版社,2019.

[3] 张鹏翔,曾霖,孟璐,等.治疗 2 型糖尿病新靶点药物研究新进展 [J].中国全科医学,2022,25(20):2551-2557.

[4] WONG ND, SATTAR N. Cardiovascular risk in diabetes mellitus: epidemiology, assessment and prevention[J]. Nat Rev Cardiol, 2023, 20(10):685-695.

[5] ZHENG Y, Ley SH, HU FB. Global aetiology and epidemiology of type 2 diabetes mellitus and its complications[J]. Nat Rev Endocrinol, 2018, 14(2):88-98.

[6] 叶健华,赵玉钏. 2 型糖尿病缓解标准与治疗策略 [J].实用医学杂志,2023,39(14):1729-1732.

[7] 杨燕,卓见,申红霞,等.新型降糖药物治疗 2 型糖尿病的研究进展 [J].实用医学杂志,2023,39(02):153-157.

[8] INZUCCHI SE, PEIXOTO AJ, TESTANI JM. Glucose-lowering drugs to reduce cardiovascular risk in type 2 diabetes[J]. N Engl J Med, 2021,

385(7):669-670.

[9] ZINMAN B, BHOSEKAR V, BUSCH R, et al. Semaglutide once weekly as add-on to SGLT-2 inhibitor therapy in type 2 diabetes (SUSTAIN 9): a randomised, placebo-controlled trial[J]. Lancet Diabetes Endocrinol, 2019, 7(5):356-367.

[10] NAUCK MA, WEFERS J, MEIER JJ. Treatment of type 2 diabetes: challenges, hopes, and anticipated successes[J]. Lancet Diabetes Endocrinol, 2021, 9(8):525-544.

[11] 倪青,庞晴,杨亚男,等. 2 型糖尿病中医防治指南 [J]. 环球中医药, 2024,17(05):973-982.

第二章

糖尿病运动康复的理论基础

第一节

运动降糖的作用机制

一 有氧运动的降糖作用机制

有氧运动可改善血糖控制,提高胰岛素敏感性和机体氧化能力。有氧运动为主时,肝脏和肌肉内的储存糖原分解为葡萄糖,可以为运动中的糖尿病患者提供能量来源,与此同时血糖呈现下降趋势,高血糖状态得以缓解。运动之后,肝脏和肌肉又使葡萄糖转化为糖原储存,使得血糖持续下降,可见有氧运动对 2 型糖尿病患者的血糖稳定起到了很好的作用。

理想情况下,每天至少持续 30min 有氧运动,每周进行 3 ~ 7d 中等到高强度(最大心率的 65% ~ 90%)有氧运动训练可提高最大摄氧量和心输出量,这能显著降低 2 型糖尿病患者心血管疾病风险和总死亡风险。同时有氧运动是一种公认的改善糖化血红蛋白(HbA_{1c})的方法,有强有力的证据表明有氧运动对减脂和加强脂蛋白代谢的调节有影响。

短期有氧运动训练可以改善 2 型糖尿病患者的胰岛素敏感性,同时改善线粒体功能。原因是在短期内进行高强度有氧运动训练,能够通过增加外周胰岛素敏感性来加速葡萄糖代谢速率,从而抑制肝脏产生葡萄糖,以此达到降低和改善血糖的作用。

二 抗阻运动的降糖作用机制

近年来,抗阻运动作为 2 型糖尿病患者的一种可行的运动训练,已经获得了相当高的认可度。抗阻运动与力量训练同义,是指利用自由重量、举重机、体重练习或弹性阻力带进行的运动。抗阻运动能够增强机体的肌肉含量和力量,而肌肉质量的增加有利于提升机体对葡萄糖的处理效率,从而帮助 2 型糖尿病患者改善胰岛素抵抗,降低血糖、血脂和血压。

与单纯限制热量摄入来减重相比,适度限制能量摄入联合抗阻运动可增加老年 2 型糖尿病患者的肌肉量,降低骨骼肌流失率,并使 HbA_{1c} 下降更多。有氧运动联合抗阻运动的干预效果优于单独的有氧运动或抗阻运动模式。有实验证明,与单独进行任何一种类型的运动相比,接受联合运动训练项目的 2 型糖尿病成人患者运动量更大、HbA_{1c} 降幅更大、体重减轻更多、心肺耐力提高更多。

三 高强度间歇运动的降糖作用机制

高强度间歇运动(high-intensity interval training,HIIT)是指进行 10s 至 4min 的有氧运动,运动强度保持在最大摄氧量(maximal oxygen uptake,VO_{2max})的 65% ~ 90% 或在最大心率(maximal heart rate,HR_{max})的 75% ~ 95%,然后进入 12s 至 5min 的主动或被动恢复期运动。HIIT 可以引起明显的生理和代谢适应性改变,可提高骨骼肌氧化能力、血糖控制能力和 2 型糖尿病成人患者的胰岛素敏感性及胰岛 β 细胞功能。此外,HIIT 运动可在更短时间内更大幅度降低 HbA_{1c} 和心血管疾病(cardiovascular disease,CVD)危险因素、增强心脏舒张功能、增

加左心室壁质量,并通过增加每搏输出量和左心室射血分数继而增加舒张末期血容量,改善血管内皮功能。

四　柔韧性运动的降糖作用机制

　　柔韧性运动有益于改善老年 2 型糖尿病患者的关节活动度。除了正常衰老过程中产生的晚期糖基化终产物会导致关节活动受限之外,高血糖也会加速关节活动受限。尽管柔韧性运动可增加活动范围和灵活性,但通常对血糖水平无显著影响,除非融入某种运动中(如瑜伽)。因此柔韧性运动与抗阻运动和有氧运动相结合,不仅可以改善 2 型糖尿病患者的关节活动度,提高依从性,还能达到更好的降糖效果。此外,柔韧性运动通常强度低、更容易进行,可为健康欠佳的老年人提供一种更积极的生活方式。

第二节

运动对糖尿病患者的健康益处

一　改善血糖

　　运动可以改善 2 型糖尿病患者包括血糖、血脂、血压等在内的多种代谢异常。运动可以促进骨骼肌对血液中葡萄糖的直接摄取,使血糖降低,运动持续时消耗肌糖原与肝糖原,使高血糖状态缓解,运动后血糖又转变成糖原储存起来,使血糖持

续下降。运动可以增加糖尿病患者的血糖达标时间,减少日间血糖波动,显著增加糖尿病患者的葡萄糖处于在目标范围内的时间,降低平均血糖波动幅度,且不会显著增加低血糖发生的风险。

运动是所有糖尿病和肥胖症预防和生活方式干预计划的重要组成部分。运动训练,无论是有氧训练还是抗阻训练,或者两者结合,都有助于改善机体对葡萄糖的调节。高强度的间歇训练也很有效,而且还有一个额外的好处,就是非常省时。重要的是,在适度的运动强度范围内(如中等至高强度),糖化血红蛋白下降幅度随运动强度增加而增大,反映出随着运动强度的合理提升,血糖控制得到更有效改善。

二 增加胰岛素敏感性

2型糖尿病患者大多超重或肥胖,这类患者往往伴随有胰岛素抵抗和高胰岛素血症。肥胖者在运动时胰岛素分泌减少,使胰岛素与受体结合率升高,而且与受体结合后的代谢反应增快,因而提高了胰岛素的敏感性,降低了胰岛素抵抗,从而改善肥胖者的糖代谢。运动可增加肌细胞膜上胰岛素受体的数量,可使肌细胞对胰岛素的敏感性增加。进餐后,骨骼肌是葡萄糖吸收和利用的重要场所之一。源自骨骼肌的外周胰岛素抵抗是2型糖尿病发生和发展的主要驱动力之一。通过胰岛素依赖性和胰岛素非依赖性机制,运动可增强骨骼肌对葡萄糖的摄取,规律运动可持续改善胰岛素敏感性和葡萄糖处置。临床随机试验显示,2型糖尿病患者每周进行3次高强度的有氧运动,持续2个月,可使胰岛素的敏感性增加46%。

值得注意的是,通过增加(不依赖胰岛素的)葡萄糖转运,

急性运动也可暂时提高骨骼肌对葡萄糖的摄取量,最高可达5倍。随着这种短暂效应的消失,取而代之的是胰岛素敏感性的提高,随着时间的推移,这两种对运动的适应性可改善骨骼肌的胰岛素反应性和胰岛素敏感性。磷酸腺苷激活蛋白激酶(adenosine monophosphate-activated protein kinase, AMPK)是葡萄糖摄取的主要胰岛素依赖性调节器,其在骨骼肌中被运动激活可诱导葡萄糖转运、脂质和蛋白质的合成以及营养代谢。在这方面,有氧训练已被证明可增加骨骼肌线粒体含量和氧化酶活性,从而显著改善葡萄糖和脂肪酸的氧化,并增加参与胰岛素信号转导的蛋白质的表达。

三 提高基础代谢率,促进脂肪消耗

运动对脂肪组织有许多积极影响,即减少脂肪量、提高胰岛素敏感性和减少炎症。运动时能量消耗增加,可减去多余脂肪,同时可以改善异常的高脂血症,运动可以降低甘油三酯、胆固醇和低密度脂蛋白等容易引起冠心病的有害成分,同时又能使具有保护作用的高密度脂蛋白升高。

除了可以显著改善胰岛素敏感性外,抗阻运动还能减少 2型糖尿病患者的内脏和皮下脂肪量。与有氧运动相比,抗阻运动能显著降低 HbA_{1c} 值,因为抗阻训练能增加肌肉含量,使细胞吸收更多葡萄糖,从而降低血清中的葡萄糖,进一步减少 HbA_{1c}值,达到降血糖的目的。

四 改善心肺功能

运动可改善患者的心肺健康,并降低静息心率,增强心肺功

能,从而可以促进心脏收缩力和每搏输出量增加。运动能降低交感神经兴奋性,提升迷走神经张力,缓解小动脉痉挛,并且长期坚持运动能够使血管加粗、肌肉增长,降低外周阻力,减少高尿钠排泄,使血容量降低,减轻心血管应激水平。运动时循环和呼吸功能加强,血流加快,毛细血管扩张,血管张力降低,氧供应量增加,对糖尿病心肺并发症的发生起一定的预防作用。运动能降低血压,可以增加血管的弹性,对轻、中度高血压有一定的防治作用。较高强度的有氧运动能显著降低糖尿病患者的心血管病发生率及总体死亡率。

五 增强社会适应能力,增进心理健康

运动能使肌毛细血管与肌纤维数值比例增加,增强体力,从运动中获得的心理功能的改善可增加患者对日常生活的信心,消除紧张情绪,改变不良生活方式,增强患者的社会适应能力。

参考文献

[1] HAMASAKI H.Interval exercise therapy for type 2 diabetes[J].Curr Diabetes Rev, 2018, 14(2):129-137.

[2] RICHARD S, FITZPATRICK B, FITZPATRICK S, et al. Extremely short duration interval exercise improves 24-h glycaemia in men with type 2 diabetes[J]. Eur J Appl Physiol, 2018, 118(12):2551-2562.

[3] 张明凯,成玮,马海峰. 我国 2 型糖尿病运动干预疗法研究热点与内容分析——基于科学知识图谱的可视化分析 [J]. 中国糖尿病杂志, 2021,29(2):104-111.

[4] AL-MRABEH A, ZHYZHNEUSKAYA SV, PETERS C, et al.Hepatic

lipoprotein export and remission of human type 2 diabetes after weight loss[J].Cell Metab, 2019, 31(2):233-249.

[5] KANALEY JA, COLBERG SR, CORCORAN MH, et al. Exercise/ physical activity in individuals with type 2 diabetes: a consensus statement from the American college of sports medicine [J]Med Sci Sports Exerc, 2022, 54(2):353-368.

[6] DUVIVIER BMFM, SCHAPER NC, HESSELINK MKC, et al.Breaking sitting with light activities vs structured exercise: a randomised crossover study demonstrating benefits for glycaemic control and insulin sensitivity in type 2 diabetes[J]. Diabetologia, 2017, 60(3):490-498.

[7] JAYEDI A, EMADI A, SHAB-BIDAR S. Dose-dependent effect of supervised aerobic exercise on HbA_{1c} in patients with type 2 diabetes: a meta-analysis of randomized controlled trials[J]. Sports Med, 2022, 52(8):1919-1938.

[8] PESTA DH, GONCALVES RLS, MADIRAJU AK, et al. Resistance training to improve type 2 diabetes: working toward a prescription for the future[J]. Nutr Metab, 2017, 14:24.

[9] DUNSTAN DW, DALY RM, OWEN N, et al. High-intensity resistance training improves glycemic control in older patients with type 2 diabetes[J]. Diabetes Care, 2002, 25(10):1729-1736.

[10] ISHIGURO H, KODAMA S, HORIKAWA C, et al. In search of the ideal resistance training program to improve glycemic control and its indication for patients with type 2 diabetes mellitus:a systematic review and meta-analysis[J]. Sports Med, 2016, 46(1):67-77.

第三章

糖尿病运动康复的基本要素与目标

第一节

糖尿病运动康复的基本要素

　　糖尿病运动康复应该遵循科学性、有效性、个体化、安全性的基本原则,以运动为基本手段,辅以个性化营养管理、药物精准调控及心理行为干预等多维度协同方案,可以帮助患者恢复或者提高身体功能,改善活动能力,增强社会参与度,最终提高健康水平和生活质量。而运动处方是糖尿病运动康复的核心内容。制订运动处方应建立在已综合评估运动者的健康状况、功能能力和可行性等前提下,要充分考虑运动的适应证和禁忌证、目的、时效性及不同患者的特殊注意事项。运动处方应该包括频率、强度、时间、方式、总量和进阶等基本要素及运动注意事项。

一　制订合理的运动处方

(一)运动频率

　　运动频率是指每周执行运动计划的天数,运动是一个持续的过程,糖尿病患者应保持持续规律的运动,才能维持良好的健康效果。研究显示 2 型糖尿病患者在每周进行 3 次有氧运动,持续 2 个月后,胰岛素的敏感性可达到增加 46% 的效果,但是,终止运动 3d 后,胰岛素敏感性的改善程度则会显著降低。因此,2 型糖尿病患者应保持不低于 3d/ 周、间隔不超过 2d 的运动,从而达到推荐的运动量。但是,如果由于各种方面限制,糖尿病

患者每周仅能够进行 1 ~ 2 次运动,仍可获得健康益处,如降低全因死亡风险、CVD 和癌症的死亡风险等。然而,并不建议在无法保证足够运动频率的情况下(如每周只能运动 1 ~ 2 次),单纯通过提高单次运动时间来实现推荐运动量。因为,单次运动时间过长可能会增加运动损伤和运动中不良心血管事件的风险。

(二)运动强度

运动强度是指运动过程中的用力程度,是决定运动量的核心指标。运动强度过高可能会导致疲劳发生或引发不良心血管事件,运动强度过低则无法充分获得运动益处。大部分研究证实中等强度运动对于 2 型糖尿病患者的显著益处。中等强度的运动可以使心率和呼吸频率加快,且能够持久地进行运动而不会使患者感到过度疲劳。在制订 2 型糖尿病患者的运动处方时,建议根据患者运动习惯、健康状况确定起始运动强度,以低强度有氧运动(30% ~ 39%HRR)起始(HRR:heart rate reserve,即储备心率,计算公式:HRR = 最大心率 − 静息心率),逐步增至中等强度(40% ~ 59%HRR),再至较大强度(60% ~ 69%HRR)的有氧运动,主观费力程度可以用来调整或细化运动强度。

(三)运动时间

运动时间的长短能够直接影响运动康复的效果。专业人士应该根据糖尿病患者的个体情况来确定合理的运动时间,包括单次运动时间和累计运动时间。现有研究证实糖尿病患者推荐的运动时间可以在 1 次运动中完成,也可以在多次运动中累计完成,两种方式都能给患者带来积极的作用。同时,运动持续周期越长,运动康复的积极作用越明显,保持时间也越长。因此,

建议糖尿病患者进行持续 30min 以上的有氧运动。

(四)运动方式

根据改善身体运动能力的不同可分为有氧运动、抗阻运动、柔韧性运动、平衡性运动、协调性运动等。

有氧运动的方式包括慢跑、水中运动、骑自行车或功率车、上下台阶、登山、游泳、滑雪、球类运动等,以及我国民族传统体育项目,如太极拳、五禽戏、八段锦、扭秧歌等。

抗阻运动包括器械锻炼、自重训练、弹力带练习,可以增加身体力量和减少身体脂肪,并有助于糖尿病的控制。

柔韧性运动可采用静态拉伸(如瑜伽保持体位)、动态拉伸(如太极云手)等方式改善关节活动度,预防运动损伤,特别适用于糖尿病周围神经病变患者的关节僵硬改善。

平衡性运动可通过单腿站立、平衡垫训练等增强本体感觉,降低跌倒风险,对糖尿病合并视网膜病变或周围神经病变患者具重要防护价值。

协调性运动可利用舞蹈、球类传接等复杂动作模式强化神经肌肉协调,提升运动控制能力,促进代谢 - 运动反馈机制建立。

(五)运动量

运动强度、时间、频率是决定运动量的因素。有氧运动量由运动的时间、频率和强度共同组成;抗阻运动的运动量由运动的强度、频率和每个肌群练习的组数及每组重复的次数组成。运动量是糖尿病运动康复的关键要素,在促进患者健康中起着重要作用。根据美国糖尿病协会(American Diabetes Association, ADA)运动指南,推荐 2 型糖尿病患者每周进行 3 ~ 5 次有氧运

动,累计完成 150 ~ 300min 中等强度(如快走,40% ~ 59%HRR)或 75 ~ 150min 较大强度(如慢跑,60% ~ 89%HRR)运动,可采用单次持续或多次间歇模式(每次 ≥ 10min),建议单日运动量不超过 60min 以避免过度疲劳;当每周总量超过 300min 中等强度或 150min 较大强度时,需分 5 ~ 7d 执行以降低损伤风险。抗阻训练需隔日进行(每周 2 ~ 3 次),柔韧/平衡训练建议每日实施,形成"高频低载+中频抗阻"的周期性负荷结构。

(六)运动进阶

运动进阶取决于机体的健康状态、年龄、个人运动爱好和目的,以及机体对当前运动水平的耐受能力。一般来说,运动进阶应包括适应阶段、提高阶段和维持阶段 3 个阶段。进阶通常是先提高运动频率和每天的运动时间,最后再提高运动强度。在运动计划的开始阶段,特别是无规律运动习惯者,采取"低起点,缓慢加"的策略,可降低运动相关的心血管事件和损伤风险,以及增加个体对运动的适应性和依从性。

二 不同人群的运动建议

(一)病情稳定的 2 型糖尿病患者

对于 2 型糖尿病患者来说,运动作为一种重要的辅助治疗方法,可以有效降低其血糖水平,缓解患者的胰岛素抵抗和高血糖状态,还可以改善患者心血管状况和身体的健康水平。推荐运动处方见表 3-1-1。

表 3-1-1　病情稳定的 2 型糖尿病推荐运动处方

运动频率	每周 3 ~ 7d
运动强度	中等强度，运动时达到 40% ~ 59%HR_{max}（运动时有点用力，心跳和呼吸加快但不急促）
运动时间	不少于 10min/ 次，30 ~ 60min/d，至少 150 ~ 300min/ 周
运动方式	**有氧运动：**步行、瑜伽、慢跑、跳广场舞或健身操、游泳、骑自行车、打乒乓球等 **抗阻运动：**深蹲、俯卧撑、平板支撑、肌力训练等，如无禁忌证，每周最好进行 2 ~ 3 次抗阻运动（两次锻炼间隔 ≥ 48h），锻炼肌肉力量和耐力。锻炼部位应包括上肢、下肢、躯干等主要肌肉群 **高强度间歇运动：**功率车间歇训练，如：以 90% 峰值心率（peak heart rate，HR_{peak}，即运动过程中达到的最高心率）快速蹬骑 60s，然后慢速蹬骑或安静休息 60s，重复 10 次，包括热身和整理活动，1 次干预仅需要 25min，每周训练 3d **民族传统运动：**太极拳、八段锦、五禽戏等
运动量	至少应达到 1 000kcal/ 周（1kcal ≈ 4 184J）的体力活动能量消耗
建议	推荐进行有氧运动与抗阻运动相结合的联合运动，病情稳定、体质状态较好的 2 型糖尿病患者可考虑用 HIIT 替代持续强度有氧运动。若运动强度提高，可适当缩短每次运动时间

（二）超重或肥胖的 2 型糖尿病患者

　　超重或肥胖的 2 型糖尿病患者首先应该考虑通过运动实现临床意义的体重管理（通常指减重 5% ~ 10%）。减重目标实现后，患者的空腹血糖、甘油三酯、总胆固醇、低密度脂蛋白胆固醇均能显著下降，高密度脂蛋白胆固醇升高，胰岛素敏感性得到有效改善。抗阻运动可以帮助维持减重过程中产生的肌肉流失。体重管理是超重肥胖 2 型糖尿病综合治疗的重要组成部分。减脂增肌是体重管理的核心。推荐运动处方见表 3-1-2。

建议超重或肥胖患者每天累计进行 60 ~ 90min 中等强度有氧运动,每周 5 ~ 7 次;隔天进行 1 次抗阻运动,每次 10 ~ 20min;减重速度以每个月减少 2 ~ 4kg 为宜。以实现适度 (5% ~ 7%) 体重减轻为目标,可选择有氧运动加高强度抗阻训练,以减少内脏脂肪为主。注意避免负重关节损害严重及剧烈的运动,逐渐增加运动强度。

表 3-1-2　超重或肥胖的 2 型糖尿病推荐运动处方

运动频率	每周 5 ~ 7d
运动强度	中等(40% ~ 59%HRR)至较大强度(60% ~ 69%HRR)的体力活动
运动时间	10 ~ 20min/ 次,60 ~ 90min/d,至少 300min/ 周
运动方式	**有氧运动**:步行、瑜伽、上下台阶、登山、慢跑、跳广场舞或健身操、游泳、骑自行车、球类运动等 **抗阻运动**:深蹲、俯卧撑、平板支撑、肌力训练、器械训练、弹力带练习等,如无禁忌证,每周最好进行 2 ~ 3 次抗阻运动(两次锻炼间隔≥ 48h),锻炼肌肉力量和耐力。锻炼部位应包括上肢、下肢、躯干等主要肌肉群 **高强度间歇运动**:功率车间歇训练,如:以 90%HR$_{peak}$ 快速蹬骑 60s,然后慢速蹬骑或安静休息 60s,重复 10 次,包括热身和整理活动,1 次干预仅需要 25min,每周训练 3d **民族传统运动**:太极拳、八段锦、五禽戏、扭秧歌等
运动量	至少应达到 2 000kcal/ 周的体力活动能量消耗
建议	体重指数(body mass index,BMI)较高的患者应每 30min 进行 1 次任何强度的活动以中断久坐,以改善血糖控制;运动结合饮食控制效果更佳

(三)稳定期的妊娠糖尿病患者

妊娠糖尿病是孕期最常见的一种糖代谢紊乱疾病。孕期营养失衡、过度肥胖及遗传史是导致妊娠糖尿病的重要因素。

研究表明,运动能够防止怀孕期间的体重增速过快,降低血清中的甘油三酯水平,增加高密度脂蛋白的含量,缓解由脂类代谢异常引起的一系列氧化应激及系统性慢性炎症反应。运动对妊娠女性的心脏健康也有帮助,可以减轻妊娠期间因副交感神经紧张而引起的血压升高。运动可降低胎儿体脂含量,增强机体抵抗力,促进神经系统发育,并可引起一系列的代谢改变,从而改善孕期健康状况。考虑到妊娠期的特殊性,必须要结合患者的具体情况,为患者制订合理的运动方式和时间,尽量避免进行剧烈的运动,防止患者过度疲劳,同时要确保患者在运动过程中的安全,防止发生其他意外。推荐运动处方见表 3-1-3。

表 3-1-3 稳定期妊娠糖尿病的推荐运动处方

运动频率	每周 3 ~ 4d
运动强度	低(30% ~ 39%HRR)至中等(40% ~ 59%HRR)强度的体力活动
运动时间	至少 10min/ 次,30 ~ 60min/d,至少 150min/ 周
运动方式	**有氧运动:**步行、游泳、孕期瑜伽、普拉提、太极、弹力绷带等运动,避免对抗性、冲击性运动 **民族传统运动:**太极拳、八段锦、五禽戏等
运动量	至少应达到 1 000kcal/ 周的体力活动能量消耗
建议	1. 可自 10min 开始,逐步延长至 30min,其中可穿插必要的间歇时间 2. 根据产妇的具体情况与产科医师共同制订个体化运动方案,加强孕期医学监护,运动过程中若有不适应立即停止运动并就医

(四)合并糖尿病肾病者

对于糖尿病肾病患者,在满足糖尿病运动治疗适应证的情况下,没有必要对体力活动进行特殊限制。

需特别关注的是,糖尿病肾病与高血压存在双向病理关联:一方面,肾小球滤过率下降引发的钠潴留及肾素-血管紧张素-醛固酮系统(renin angiotensin aldosterone system,RAAS)激活可导致容量性高血压(占糖尿病肾病高血压的70% ~ 80%);另一方面,系统性高血压通过增加肾小球内压加速肾病进展。因此,建议采用低强度运动(30% ~ 39%HRR)控制血压波动,避免进行导致血压过度升高的运动(如举重等高强度有氧运动);并在活动期间避免屏气,优先选择坐姿骑行、水中行走等降压反应平缓的运动模式。

如果能将电解质水平控制在一定范围内,透析治疗期间可以进行轻度至中度运动。注意监测血压,定期尿检,关注肾功能、电解质和酸碱平衡。

(五)合并糖尿病视网膜病变者

对于不稳定的增生型糖尿病视网膜病变和严重的视网膜病变,要避免进行需要屏气的剧烈高强度活动。避免低下头的活动(如瑜伽、体操)或会使头部不适的活动。在没有测量最大心率的压力测试的情况下,使用主观用力等级(rating of perceived exertion,RPE)评分监测运动强度,维持RPE评分在10 ~ 12。

患有不稳定或未经治疗的增生型糖尿病视网膜病变、近期进行全视网膜光凝术或其他近期眼科手术治疗的患者,禁止进行运动。

了解疾病身体活动具体限制条件及身体活动量的范围需咨询眼科医生。

(六)合并糖尿病周围神经病变者

限制可能导致足部创伤的运动,如长时间徒步慢跑或在不

平的路面上行走。

对于合并糖尿病周围神经病变患者,非负重运动可能更合适,但足底溃疡未愈合者应避免进行水上运动。

患者应每天检查足部是否有创伤和发红的迹象。选择合适的鞋子和能保持足部干燥的袜子。尽可能减少需要过度平衡能力的活动。

(七)合并高血压者

血压高于 180/120mmHg 的患者禁止运动,尤其需避免搬运重物(如提举超过 5kg 物品)、用力屏气(如搬重箱时憋气或用力排便)等可能诱发血压骤升的生活场景,待血压稳定控制至 < 140/90mmHg 后,方可逐步恢复低强度日常活动。

建议合并高血压的糖尿病患者使用大肌肉群进行动态锻炼,如低强度到中等强度的步行和骑自行车。同时应遵循高血压相关治疗指南中的身体活动准则。

在没有测量到最大心率的情况下,建议使用 Borg 主观用力感觉量表(RPE 6 ~ 20 级量表)进行评分,RPE 评分可通过主观感受量化运动强度,通过主观感知避免运动强度过载,降低心血管意外风险,建议合并高血压的糖尿病患者的运动强度 RPE 评分,维持 RPE 评分在 10 ~ 12。

(八)合并冠心病者

合并冠心病的糖尿病患者运动强度必须个体化。冠心病有不稳定心绞痛者应先在心脏病专科进行急性冠脉综合征管理及血运重建指征评估、功能能力定量评估,方可制定靶强度为 70% ~ 85% 无缺血功率的个体化运动处方,并配备远程心电监测设备。首月运动需在心脏康复中心监护下进行,确保运动中

心率波动幅度小于缺血阈值心率的 10%。

合并冠心病的糖尿病患者应选择节律比较缓慢,使上、下肢大组肌群适当活动的项目,如太极拳、步行和骑自行车等运动。运动前 2h 内不饱餐或饮用兴奋性的饮料,运动开始时应进行准备活动,结束时不应骤然停止,避免突然增加运动量。在运动中出现腹痛、胸痛、呼吸困难、气短或气短加剧、心悸、虚弱、出虚汗、极度乏力或心绞痛发作等情况时应立即停止运动,必要时就医。

(九)合并脑血管病者

合并新近发生脑血管意外并有肢体偏瘫的糖尿病患者,应先进行脑卒中常规肢体康复训练,通常采用日常生活动作的训练,其运动强度多为低强度运动。

待患者体能和运动耐力有所恢复后,再根据血糖及胰岛素情况按照糖尿病的运动处方进行调整。

(十)合并骨质疏松者

合并骨质疏松的糖尿病患者康复应选择有氧耐力运动,如慢跑、快走等,不宜选择高强度短时间的运动;适当进行肌力的训练,如哑铃等。进行平衡和灵活性训练是预防跌倒的重要运动方式,如体操、舞蹈、太极拳等。逐渐增加运动量,严重骨质疏松患者可进行间歇运动。选择场地平整处锻炼,尽量选择阳光充足的地点,但不要在正午。出现骨痛、抽筋等,应立即休息,若无缓解及时就医。

(十一)糖尿病足者

已经出现糖尿病足的患者应预防长期卧床或固定姿势导致

的压疮;可通过周期性足踝屈伸运动、仰卧位空中踏车训练、足趾抓毛巾训练等方式促进外周组织利用血糖,增加足的血供,增强血管内皮弹性及血管收缩功能,促进足部溃疡的愈合。

应该根据糖尿病足溃疡分级选择运动形式,1~3级出现表面溃疡,推荐非负重运动,大多可采取坐位、半卧位或卧位完成运动。4级以上不宜运动。

运动强度以心率达到(170－年龄)×90%、自觉微汗、略感疲乏为度。

(十二)无法规律运动者

因工作原因,不能每天坚持固定较长时间的规律运动,可采用碎片化运动,少量多次,有氧运动与抗阻运动相结合,减少静坐的时间,每坐30~60min站立起来进行轻、中幅度活动,增加机体活跃度,减轻胰岛素抵抗。

三　运动康复的禁忌证

(一)血糖波动大

如果患者的血糖水平波动大或反复出现低血糖反应,患者会出现心悸、饥饿、头晕等症状。糖尿病患者在运动时会消耗大量的葡萄糖,所以低血糖的患者不建议进行运动。在这种情况下,患者应首先调整饮食、用药和血糖监测方案,待血糖稳定后再考虑适当运动。

(二)急性并发症期

如果患者处于糖尿病酮症酸中毒、糖尿病高渗性状态或低血糖反应等急性并发症期,应立即停止运动并进行血糖、尿糖等

检测。在必要时,应立即就医。

(三)急性感染期

如果患者出现发热、咳嗽、腹泻等急性感染症状,也应暂停既定的运动治疗方案,并尽快就医。

(四)严重慢性并发症

如果患者有严重的糖尿病肾病、糖尿病视网膜病变、周围神经病变,且病情尚未得到有效控制,不宜运动。

(五)严重合并症

如果糖尿病患者伴有心功能不全、心律失常或严重高血压(血压 ≥ 180/110mmHg)等疾病,也不宜进行运动。此外,新近发生心肌梗死、脑血栓、脑出血或消化道出血等疾病的患者也应避免运动。

第二节

糖尿病运动康复的目标

糖尿病运动康复的目标是通过制订个体化的科学有效的运动处方并实施,结合健康教育和定期检查评估,帮助患者改善血糖,提高代谢、优化体重,提升功能水平,预防或延缓慢性并发症的发生发展,提高生活质量。

一　改善血糖

通过运动增加糖尿病患者血糖达标时间,减少日间血糖波动,显著增加糖尿病患者的葡萄糖在目标范围内的时间,降低平均血糖波动幅度。

二　提高代谢,优化体重

改善胰岛素抵抗状态,提高胰岛素敏感性,从而达到全面纠正糖尿病的多种代谢异常的目的。运动可以促进身体的代谢,提高胰岛素敏感性,帮助患者更好地控制血糖水平。改善 2 型糖尿病患者的能量消耗和储存的失衡,与饮食治疗配合维持理想的体重。通过运动和饮食控制,患者可以更好地管理自己的体重和代谢状态。

三　提升功能水平

随着糖尿病病程的发展,并发症的发生率会相应增加,比如糖尿病肾病、糖尿病高血压、糖尿病足等,进而导致患者身体活动受限,影响患者的心肺功能、日常生活活动能力及社会交往和参与。这些并发症导致的功能障碍不仅会影响患者的生理功能,也会对患者心理健康和生活质量产生较大的影响。糖尿病患者的运动锻炼内容可以分为日常活动、有氧运动及无氧运动三种形式。糖尿病患者往往因为害怕出现低血糖、没有时间安排以及自觉"体能不足"而选择很少甚至不去锻炼。但即便是日常工作生活中,通过改变部分生活习惯,增加每天的活动量,也一样能够改善健康。比如说餐后散步、通电话时起身在房间里走

动、做家务、陪孩子做游戏等。如果糖尿病患者之前没有经常活动的习惯或者体质较弱,那么从日常活动做起,每天增加活动量,仍然可以获得运动带来的好处。运动可以增强心肺功能,提高身体的耐力和健康状况,使患者更健康、更自信的生活,进而阻止或预防因糖尿病的进展而出现的并发症,若已经出现并发症,运动可以改善糖尿病并发症患者的功能障碍,包括心理和社会交往功能。

四 提高生活质量

运动可以陶冶情操,培养生活情趣,放松紧张情绪,规律科学的运动可以提高糖尿病患者自我管理的意识和能力,帮助其改变生活方式,促进良好饮食及体力活动习惯的养成、体重的减轻及相关临床指标达标情况的改善,从而预防并发症及延缓疾病发展,提高糖尿病患者患病后的生活质量。改善患者的生活质量,减少并发症发生是每一个糖尿病患者的愿望,也是一个值得长期甚至终身为之努力的目标。这个过程需要循序渐进、长期坚持,也需要家人、朋友、医护人员的支持和共同努力。

参考文献

[1] UMPIERRE D. Physical activity advice only or structured exercise training and association with HbA$_{1c}$ levels in type 2 diabetes [J]. JAMA, 2011, 305(17):1790-1799.

[2] ABATE M, SCHIAVONE C, PELOTTI P, et al. Limited joint mobility in diabetes and ageing: recent advances in pathogenesis and therapy [J]. Int J Immunopathol Pharmacol, 2010, 23(4):997-1003.

[3] 《运动处方中国专家共识(2023)》专家组. 运动处方中国专家共识 (2023)[J]. 中国运动医学杂志,2023,42(1):3-13.

[4] OPPERT JM, BELLICHA A, VAN BAAK MA, et al. Exercise training in the management of overweight and obesity in adults: synthesis of the evidence and recommendations from the European Association for the Study of Obesity Physical Activity Working Group[J]. Obes Rev, 2021.

[5] GRACE A, CHAN E, GIALLAURIA F, et al. Clinical outcomes and glycaemic responses to different aerobic exercise training intensities in type II diabetes: a systematic review and meta-analysis[J]. Cardiovasc Diabetol, 2017, 16(1):37.

[6] 美国运动医学学会. ACSM 运动测试与运动处方指南:第 10 版 [M]. 王正珍,译. 北京:北京体育大学出版社,2019.

[7] ROSS R, DAGNONE D, JONES PJ, et al. Reduction in obesity and related comorbid conditions after diet-induced weight loss or exercise-induced weight loss in men. A randomized, controlled trial.[J]. Ann Intern Med, 2000, 133(2):92-103.

[8] 国家老年医学中心,中华医学会糖尿病学分会,中国体育科学学会,等. 中国 2 型糖尿病运动治疗指南(2024 版)[J]. 中国全科医学,2024,27(30):3709-3738.

第四章

糖尿病运动康复方案的制订与实施

第一节

糖尿病运动康复的标准化流程

糖尿病的康复有一套标准化的流程,包括询问病史及相关信息、全面检查及评估、制订运动方案、实施运动方案、运动方案调整与进阶这几个部分,具体可见图4-1-1。

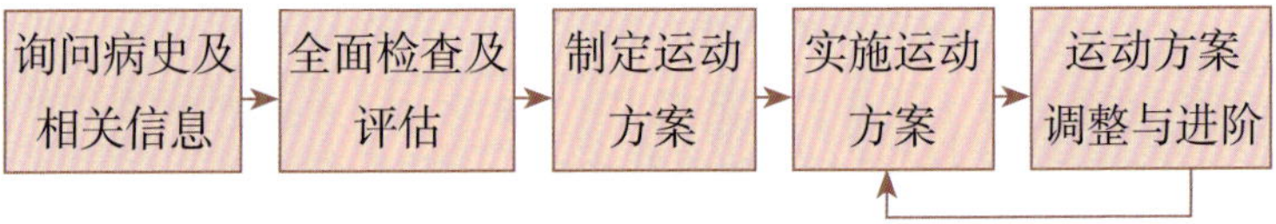

询问病史及相关信息	→	全面检查及评估	→	制定运动方案	→	实施运动方案	→	运动方案调整与进阶

图 4-1-1　糖尿病运动康复的标准化流程

第二节

糖尿病运动康复的评估

一　全面的体检

为了评估运动风险,制订个体化的运动处方,首先需要全面了解身体健康状况,进行相关的健康体检,包括人体成分分析、心电图、超声心动图、血生化检查、冠状动脉计算机断层扫描(computed tomography,CT)或冠状动脉造影结果等。通过这些

检查,了解患者的身体情况,对相关运动危险因素进行初步的评估和了解,确保运动康复的安全性。

大量研究表明,控制血糖并及时检测各种相关指标可以有效降低并发症的发生概率,定期检查可以发现异常指标,从而尽早干预,延缓并发症进展。

很多糖尿病患者并不清楚自己需要做哪些检查,觉得做一些检查没有必要,以至于延误病情;也有些人花了不少钱,做了一些不合适自己的项目,浪费金钱又浪费时间。本节将介绍什么样的人群属于需要定期体检的重点人群,以及糖尿病患者体检时需要重点关注的几项检查。

(一)需要定期体检的重点人群

糖尿病患者及符合以下条件的人群均建议做定期体检:

1. 有糖尿病前期病史(空腹血糖受损、糖耐量减低)或者父母有糖尿病史。

2. 年龄 40 周岁以上的。

3. 缺少运动、体重指数 $\geq 24kg/m^2$ 和 / 或中心型肥胖(男性腰围 $\geq 90cm$,女性腰围 $\geq 85cm$)者。

4. 有巨大胎儿分娩史、妊娠糖尿病病史或有多囊卵巢综合征病史的女性。

5. 黑棘皮病者。

6. 有高血压、高血脂、动脉粥样硬化性心血管疾病史,或正在接受治疗者。

7. 有类固醇类药物使用史或长期接受抗精神病药物治疗的患者。

(二)体检项目选择

对于已确诊糖尿病的患者,根据中华医学会健康管理学分会的《健康体检基本项目专家共识(2022)》的建议,体检项目设置遵循科学性及适宜性的整体原则,采用"1 + X"的体检项目设计体系框架,"1"为基本体检项目,"X"为专项体检项目。基本体检项目包含健康体检自测问卷、体格检查、实验室检查和辅助检查。健康体检自测问卷评估可作为个性化体检项目设计的数据参考。其他 3 个部分构成了基本体检项目的主体。

(1)体格检查:包括一般检查和物理检查 2 个部分。一般检查包括身高、体重、腰围、血压、脉搏;物理检查包括内科、外科、眼科、耳鼻咽喉科、口腔科、妇科等。其中血压、体重、腰围及体重指数等指标对评估高发慢病风险如心血管疾病等均有重要意义,是健康体检和健康管理的重要指标和数据。

(2)实验室检查:包括常规检查、生化检查和细胞学检查 3 个部分。常规检查包括血常规、尿常规、粪便常规,均是《诊断学(第 10 版)》规定的检查内容;生化检查包括肝功能、肾功能、血脂、血糖、尿酸、甲状腺功能,其中肝、肾功能是《诊断学(第 10 版)》规定的检查内容,血脂、血糖和尿酸等检查项目具有较高的循证医学证据并被国内外慢病风险预防指南推荐;细胞学检查主要指的是宫颈脱落细胞检查。

(3)辅助检查:主要包括心电图检查、放射检查和超声检查 3 个部分。常规心电图检查和腹部 B 超检查是《健康体检管理暂行规定》中要求设置的项目。

对于糖尿病患者,参考《健康体检与管理》杂志 2023 年刊登的《成人个体化健康体检项目推荐专家共识》中的专项体检个体化推荐项目,糖尿病患者个体化推荐项目包括:空腹胰岛素、空腹 C 肽、餐后 2h 血糖、餐后 2h 胰岛素、餐后 2h C 肽、糖

化血红蛋白、糖化白蛋白、尿微量白蛋白肌酐比、1 型糖尿病相关自身抗体谱、眼底照相、颈动脉超声、下肢动脉超声。

根据糖尿病患者体检需要及医疗机构体检中心业务开展情况,希望读者重点关注以下体检项目。

血糖:包括空腹和餐后 2h(或 OGTT 2h)血糖、胰岛素、C 肽、糖化血红蛋白、糖化血清白蛋白。血糖应根据血糖情况查,糖化血红蛋白应 3 ~ 6 个月查 1 次。

体格检查:常规测量身高、体重、腰围、臀围,并计算 BMI 和腰臀比。超重会增加胰岛素抵抗,增加糖尿病并发症风险。对肥胖的糖尿病患者(尤其是青少年),应检查是否存在黑棘皮病。体格检查应经常查。

血压、血脂:糖尿病合并血压、血脂异常,容易导致心血管损害,因此需要定期检查血压血脂变化。建议家里备血压计每天测量血压,血脂则建议每 3 ~ 6 个月检查 1 次。

口腔检查:糖尿病是口腔疾病发生的危险因素,高血糖容易导致口腔发生多种疾病,如龋齿疾病等,同时口腔疾病对糖尿病的代谢控制有负面影响,因此口腔问题也需要定期检查,建议每 6 ~ 12 个月检查 1 次。

肝肾功能:肝脏是药物代谢器官,肝功能异常会降低降糖药物效果,长期高糖状态、长期用药也会导致肾脏功能受损,建议至少每 6 个月检查 1 次。

眼底检查:糖尿病眼病是糖尿病的典型并发症,通过眼底检查可以发现患者有无视网膜病变及白内障、青光眼等眼部疾病。建议每年检查 1 次。

神经病变学检查:糖尿病神经病变是常见的慢性并发症,踝反射、针刺痛觉、震动觉、压力觉、温度觉检查异常者宜进一步行电生理学检查(如神经传导速度测定)及定量感觉测定。建议

6 ～ 12 个月检查 1 次。

尿液检查：尿微量白蛋白和尿肌酐的比值可以较为准确地评估糖尿病患者肾病的严重程度。没有肾脏病变的，这个项目每年至少做 1 次；有肾脏病变的，每 3 ～ 6 个月做 1 次检查。

肿瘤标志物检查：大量流行病学研究证实，原发性 2 型糖尿病会增加几种常见癌症（肝癌、胰腺癌、子宫内膜癌、结直肠癌、乳腺癌和膀胱癌）的发病风险。患者应根据临床医生的建议，进行肿瘤标志物检查。

心血管检查：常规可做心电图，伴高血压或心电图异常或心脏听诊异常者应做超声心动图检查。心电图有心肌缺血表现或有胸闷、心前区疼痛症状者应做运动试验或冠状动脉 CT 血管成像，必要时行冠状动脉造影检查。有心律失常者应做动态心电图检查，伴高血压者宜做动态血压监测以了解全天血压波动情况。

周围血管检查：糖尿病可导致全身大血管受累，下肢血管最为常见。足背动脉搏动减弱或足部皮肤有溃疡者应测定踝肱指数，必要时行下肢血管超声检查及下肢动脉造影。建议患者每 6 ～ 12 个月检查 1 次。

腹部 B 超：超重或肥胖的糖尿病患者以及肝功能异常的糖尿病患者应做腹部超声检查了解是否伴脂肪肝及胆石症，必要时行上腹部 CT 或磁共振成像检查。

至于其他常规检查，比如血常规、甲状腺功能、骨密度检查等等，可以根据医生建议选择。

对于需要进行运动训练或运动康复的糖尿病患者，在运动前需要进行运动相关的专项检查。根据中华医学会健康管理学分会的《健康体检基本项目专家共识（2022）》中的专项体检评估类项目推荐，运动功能测评，包括：基础项目（体格检查）、优先推荐（人体成分分析、心肺功能测试、肌肉力量测评、柔韧性测评）、可选

项目(平衡能力测评、灵敏性测评)。对于需要在医疗机构进行运动康复的患者,因可能接受治疗师的被动康复治疗,建议此类患者还需要进行骨密度检测,详细评估骨骼质量,避免骨折发生。

本书结合以上内容,整理了糖尿病及糖尿病高危人群体检推荐方案表,以供读者参考,见表 4-2-1。

表 4-2-1　糖尿病及糖尿病高危人群体检推荐方案

(基础体检 + 专项筛查 + 运动专项评估)

基础体检项目(专家共识)		
检查项目		检查意义
体格检查	一般检查	包括身高、体重、血压、心率等,用于辅助高血压、体重超重、肥胖、营养不良、发育不良的诊断
	内外科检查	内科检查主要通过问、视、触、叩、听诊了解呼吸、循环、消化、泌尿、神经各系统的状况,外科检查初步检查四肢、关节及甲状腺等部位疾病
常规检查	血液分析	检测有无贫血及凝血功能等情况,排除是否炎症感染及血癌等血液系统疾病
	尿液分析	检测肾脏功能,初步排除肾炎、糖尿病、泌尿系炎症感染等
	粪便检测	为上消化道出血、大肠、直肠癌普查的初筛试验
生化检查	肝功能检测	主要包含谷丙转氨酶、谷草转氨酶、谷氨酰转肽酶、总蛋白、白蛋白、球蛋白、总胆红素、直接胆红素、间接胆红素等,筛查肝炎、肝硬化、黄疸、低蛋白血症等
	肾功检测	主要包含肌酐、尿素氮、血尿酸、β_2- 微球蛋白、半胱氨酸蛋白酶抑制剂 C 检测,用于评估肾脏功能,筛查肾脏疾病及糖尿病
	空腹血糖	血糖检查用于糖尿病的筛查和治疗效果评价

续表

基础体检项目(专家共识)		
	检查项目	**检查意义**
生化检查	血尿酸 (Uric Acid, UA)	检测嘌呤代谢状况,排除痛风等代谢性疾病
辅助检查	心电图	检测心律失常和传导障碍
	放射检查:胸部数字 X 射线摄影(digital radiography, DR)或 CT	检测肺部大体结构与部分功能,筛查肺炎、肺气肿、胸膜炎、气胸、肺结核、肺癌等疾病
	超声检查	一般包括肝胆脾、胰腺、甲状腺、泌尿系统、前列腺(男)、乳腺(女)、子宫及附件(女)

糖尿病专项筛查项目(专家共识)		
	检测项目	**检测意义**
血糖控制情况检测	空腹胰岛素	用于测定与评价胰岛 β 细胞功能,反映正常胰岛素分泌水平
	空腹 C 肽	有助于糖尿病的临床分型、判定胰岛 β 细胞功能、鉴别低血糖病因、判断胰岛细胞瘤术后效果
	餐后 2h 血糖	反映餐后血糖的控制情况以及进食量与降糖药用量是否合适,有助于 2 型糖尿病的早期诊断。餐后高血糖还是导致糖尿病慢性并发症的重要病因和预测因子
	餐后 2h 胰岛素	通过测定餐后胰岛素水平,了解胰岛 β 细胞的储备功能,从而有助于糖尿病的早期诊断、分型和指导治疗
	餐后 2h C 肽	用于评估体内胰岛 β 细胞分泌胰岛素的能力,了解 β 细胞的储备功能
	糖化血红蛋白	反映 3 个月内的血糖平均水平
	糖化白蛋白	反映过去 2～3 周内血糖控制水平,可用于评估短期血糖控制效果和治疗效果
常见并发症评估	尿微量白蛋白肌酐比	用于评估肾脏损伤情况,是糖尿病肾病早期诊断的重要指标
	眼底照相	用于检查糖尿病视网膜病变,是糖尿病眼部并发症筛查的重要手段

续表

糖尿病专项筛查项目(专家共识)		
检测项目		检测意义
常见并发症评估	颈动脉超声	用于评估颈动脉粥样硬化及狭窄情况,是心血管疾病风险评估的重要指标,对于糖尿病患者来说,可以评估心血管疾病的风险
	下肢动脉超声	可用于判断下肢动脉的粥样硬化,包括动脉管壁增厚、斑块形成,也可以判断狭窄的部位及狭窄的程度,这对于了解糖尿病患者的血管状况,制订合适的治疗方案具有重要意义
运动专项评估(运动康复及进阶训练)		
优先推荐	人体成分分析	检测身体各部分脂肪含量、肌肉含量和水分含量,指导科学健身减脂
	心肺功能测试	可全面评价心脏、循环和肺的功能及潜力,测试心、肺功能水平,预判是否有潜在性心血管疾病、是否存在发生心血管事件风险
	肌肉力量测评	评估肌肉在工作时克服阻力的能力,对预防伤病、保持身体机能及良好姿势控制至关重要。通过测评,可制订针对性训练计划,提升肌肉力量
	柔韧性测评	衡量关节活动范围及肌肉伸展性,良好的柔韧性有助于提升运动效率、防止意外,并降低受伤风险。测评后,可进行相应锻炼,以改善柔韧性
可选项目	平衡能力测评	评估身体在静止或运动中的稳定性,对维持日常活动安全、防止跌倒具有重要意义。通过测评,可发现平衡问题,并采取相应措施进行改善
	灵敏性测评	反映身体在突然变换条件下的快速反应和准确完成动作的能力,是运动技能和神经反应的综合体现。测评有助于了解灵敏素质,制订训练计划,提升运动表现
	骨密度检测	检测骨质和骨量,评估骨质疏松程度

续表

临床其他并发症筛查自选项目	
检测项目	检测意义及筛查频次
口腔检查	糖尿病是口腔疾病发生的危险因素,高血糖容易导致口腔发生多种疾病,如龋齿疾病,同时口腔疾病对糖尿病的代谢控制有负面影响,因此口腔问题也需要定期检查,建议每 6 ~ 12 个月检查 1 次
神经系统检查	糖尿病神经病变是常见的慢性并发症,踝反射、针刺痛觉、震动觉、压力觉、温度觉检查异常者宜进一步行电生理学检查(如神经传导速度测定)及定量感觉测定。建议 6 ~ 12 个月检查 1 次
肿瘤标志物检查	大量流行病学研究证实,原发性 2 型糖尿病会增加几种常见癌症(肝癌、胰腺癌、子宫内膜癌、结直肠癌、乳腺癌和膀胱癌)的发病风险。应根据临床医生的建议,进行肿瘤标志物检查
心血管疾病筛查	心电图有心肌缺血表现或有胸闷、心前区疼痛症状者应做运动试验或冠状动脉 CT 血管成像,必要时行冠状动脉造影检查。有心律失常者应做动态心电图检查,伴高血压者宜做动态血压监测以了解全天血压波动情况
周围血管检查	糖尿病可导致全身大血管受累,下肢血管最为常见。足背动脉搏动减弱或足部皮肤有溃疡者应测定踝肱指数,必要时行下肢血管超声检查及下肢动脉造影。建议患者每 6 ~ 12 个月检查 1 次
糖耐量试验(胰岛素释放试验 + C 肽释放试验)	OGTT 能通过检测机体对所摄入葡萄糖的调节能力,判断受检者是否存在"糖调节异常",临床主要用于"糖尿病前期"及"糖尿病"的诊断。联合胰岛素及 C 肽的释放试验可以确定糖尿病分型、判断病情严重程度及指导治疗

(三)体检前患者注意事项

1. 如果体检项目比较多,加上长时间空腹和活动,糖尿病患者可能会出现低血糖症状,建议体检时最好有人陪伴在身边,同时尽可能减少活动量。随身携带一些饼干糖果等食物,一旦出现心慌气短等低血糖症状,可立即进食,避免低血糖。在完成空腹抽血、B超等空腹项目后,可以进食。

2. 如果有空腹项目,体检前先不要吃降糖药或者注射胰岛素,避免低血糖,待空腹项目结束后,按医嘱使用降糖药;若不需要做空腹项目,在体检前可像往常一样使用降糖药。

3. 体检前 2 ~ 3d 应清淡饮食,避免进食含糖量过高或是脂肪含量较高的食物,但也不要刻意减少食物,以免影响监测结果的准确性。

二 有氧能力评估

有氧运动是糖尿病运动处方的重要内容。因此,糖尿病患者需要进行有氧能力的评估,为运动处方的精准制订提供依据。对于中高运动风险的糖尿病患者(有基础疾病以及心肺功能较差者),应该进行心电图平板运动试验或心肺运动试验。

(一)运动平板测试

糖尿病患者在跑步机上,按照特定方案进行递增负荷的跑步运动,监测运动过程中的各项指标(心率、血压、主观用力等级及运动持续时间)变化,从而检测患者在运动中是否有心血管方面问题,判断有氧运动能力,如运动强度反应、运动耐力、最大心率及血压变化等。(实操方法见第六章)

（二）心肺运动试验

糖尿病患者首先进行肺功能检测,然后在功率自行车上,进行递增负荷的蹬车运动,监测运动过程中的各项指标(心率、血压、心电图、主观用力等级及运动持续时间),并对运动过程中氧气摄入和二氧化碳呼出情况进行分析,用以精确检测心肺功能及有氧运动能力。(实操方法见第六章)

（三）6 分钟步行测试

糖尿病患者在平坦的地面以尽可能快的速度步行 6min,记录其在规定时间内所能行走的最大距离。同时监测运动中和运动后各项指标(主观用力等级、气促评分、心率、血压、血氧饱和度以及心电图)。通常用于初步判断患者运动能力及运动中各指标是否有异常,排查运动风险。(实操方法见第六章)

三　肌肉力量评估

（一）最大肌力的评估

1. **等速肌力测试**　采用等速肌力测试设备依次对主要肌群的两组肌肉,即主动/拮抗肌(如肱二头肌/肱三头肌、股四头肌/腘绳肌)进行力量测试,得出代表最大力量和肌肉耐力的相关数据。此项评估可以精确地测量全身五大关节(肩、肘、髋、膝、踝)周围肌群的最大力量,便于量化各肌群肌力的情况和变化。(实操方法见第六章)

2. **握力测试**　采用握力计测量受试者的握力值,重复测试3 次,取最大值记录下来。握力测试主要评估前臂及手的最大力量,可以显示上肢的肌肉力量。(实操方法见第六章)

(二)肌肉耐力的评估

1. **60s 固定负荷负重屈肘**　受试者手握哑铃完成标准屈肘动作,记录 60s 内重复屈肘的次数。次数越多表明上肢的肌肉耐力越好。(实操方法见第六章)

2. **60s 座椅试验**　受试者 60s 内尽可能多地重复从座椅站起再坐下的动作,记录有效次数。次数越多表明下肢的肌肉耐力越好。(实操方法见第六章)

四　柔韧性评估

(一)摸背测试

受试者后背挺直站立,右手绕过右肩放于背部,掌面朝向背部,左手放在下背部,掌面背离背部,双手尽可能沿着脊柱相向伸展,标尺记录双手中指指尖距离。此项主要显示肩关节及腕关节的柔韧性。(实操方法见第六章)

(二)座椅前伸试验

受试者坐于椅上,弯曲左腿并将左脚平放于地面上,右腿完全伸直使膝盖伸直,脚后跟着地,踝关节弯曲成 90°,双手臂伸直,优势手在上,向前向下弯曲身体,双手沿着尺子向下滑动,记录中指尖到脚尖的距离。这个数值全面展示了背部、腰部、髋关节及下肢的柔韧性,是一种全面展示各部位柔韧性的方法。(实操方法见第六章)

五　平衡及协调能力评估

(一)单腿站立

睁眼单脚站立,受试者在离视线参考物 1m 的位置站立,使脚抬离地面 15 ~ 20cm,受试者完成单腿站立动作后开始计时,记录单脚站立的时间,通过测量人体在没有任何参照物的情况下通过前庭器官和全身肌肉协调运动来维持身体重心的能力,反映了该受试者的静态平衡能力,是一种简单实用的平衡能力测试。(实操方法见第六章)

(二)Y 字平衡(Y-balance)测试

受试者一只脚站在 Y 字的中间,大脚趾放在原点上,单脚站稳后。另一条腿尽可能向不同的方向触地。分别记录触地每个方向最远地点与中心的距离。测试值与受试者腿长的比值则可以显示其下肢在各个方向的动态平衡能力(实操方法见第六章)

第三节

糖尿病运动康复方案内容

一　有氧运动

(一)特点

有氧运动的特点是需要大肌肉群运动,运动通常持续一段时间,强度不大,机体氧气摄入充足,它的作用是可以消耗葡萄

糖、动员脂肪、提高心肺功能。常见的运动形式有：行走、慢跑、爬楼梯、游泳、骑自行车、打太极拳、打球等。

(二)运动强度

1. **主观感受**　在进行有氧运动时，可通过主观用力等级评分表来评估运动强度，见表4-3-1。一般建议中等运动强度，即感觉稍稍用力，可感到周身发热、出汗(非大汗淋漓)，心跳和呼吸加快，但呼吸不急促，能说话，但不能唱歌，第2天起床无疲劳感，此时的运动强度是比较合适的。

表4-3-1　主观用力等级评分表

计分	主观用力等级
6	
7	非常非常轻松
8	
9	很轻松
10	
11	轻松
12	
13	稍稍用力
14	
15	用力
16	
17	很用力
18	
19	非常非常用力
20	

2. **估算靶心率** 靶心率即运动时应达到和保持的心率,可估算(依据统计学研究)为 [(220 – 年龄)× (60% ~ 85%)] 次 /min。年轻人,[(220 – 年龄)× 85%] 次 /min;中年人,[(220 – 年龄)× 70%] 次 /min;老年人,[(220 – 年龄)× 60%] 次 /min。例如:患者的年龄 61 岁,则靶心率约为 95 次 /min。

3. **无氧阈时心率** 通过心肺运动试验可得出无氧阈(即机体摄入的氧气和呼出的二氧化碳达到动态平衡的状态)时心率,通常无心肺方面疾病的患者运动时的心率可保持在稍低于无氧阈时心率。若心肺运动过程中出现心肌缺血或严重的心律失常,则需要考虑心率到达到多大时开始出现症状,若这个值高于无氧阈时心率,则仍可以使运动时的心率保持在稍低于无氧阈时心率;若这个值低于无氧阈时心率,则运动时的心率应保持低于出现症状时的心率。

4. **凯文法估测靶心率** 凯文法是一种用于计算靶心率的方法,它考虑了个体的最大心率和静息心率,从而提供更个性化的靶心率计算结果。假如患者的静息心率为 68 次 /min;最大心率(一般估算为 [220 – 年龄] 次 /min)为 155 次 /min,希望以 60% ~ 80% 的强度进行运动,靶心率则为 [60%×(155 – 68) + 68] ~ [80%×(155 – 68) + 68] 次 /min,即靶心率为 120 ~ 138 次 /min。

5. **最大摄氧量** 是指单位时间内机体从空气中摄取的最大氧气量。可通过心肺运动试验测出最大摄氧量,一般推荐进行中等强度的有氧运动,即运动时的摄氧量为:60% ~ 80% 最大摄氧量(小于 60% 最大摄氧量为低强度;60% ~ 80% 最大摄氧量为中等强度;80% 以上最大摄氧量为高强度运动)。

(三)运动时间

对于糖尿病患者来说,有氧运动一般选择在饭后进行。从

吃饭第一口算起,在饭后 30 ~ 90min 开始,运动时机要相对固定,例如每次都是晚餐后或早餐后运动,不要空腹运动。有氧运动每次 20 ~ 40min,每周累计运动时间应达到 150 ~ 300min。

(四)运动频率

有氧运动每周 3 ~ 5 次最为适宜,若每次运动量较小,而身体条件又较好,每次运动后均不觉疲劳的患者,运动频率可为每天 1 次。运动锻炼不应间歇超过 3d。

(五)Zone 2 训练

Zone 2 训练(Zone 2 Training)是保持心率在最大心率的 60% ~ 70% 之间的一种训练。研究表明 Zone 2 训练的强度是最能够刺激线粒体功能、有氧系统效率,以及乳酸清除效率的运动强度。

进行 Zone 2 训练一般有两种方法确定强度。方法一:心率法,Zone 2 训练应保持心率在最大心率的 60% ~ 70%。这里的最大心率最好是实际测出来的数字,如果不需要十分精确的值,可以用最大心率 = (220 − 年龄) 次 /min 的估算法。比如 30 岁的成年人,最大心率 = (220 − 30) 次 /min = 190 次 /min,那么他 Zone 2 训练就要让心率保持在 114 ~ 133 次 /min 之间。方法二:RPE 法,Zone 2 强度为 RPE 的 2 ~ 3 级。这个主观感受是运动者会出现一定的喘息情况,但还是可以和朋友边运动边聊天。一般最好 1 周保持 Zone 2 训练在 4 次以上。但是,如果很忙,那么 1 周 3 次也可以。训练方式可以采用划船、单车、慢跑等有氧运动。

二 抗阻运动

(一)运动特点

抗阻运动时肌肉大部分时间处在无氧供能代谢状态下,运动时肌肉需要克服一定阻力,抗阻运动是一种负荷强度高、瞬间性强的运动。常见的运动形式有:自重肌力训练、器械肌力训练、哑铃肌力训练等。

(二)运动强度

抗阻运动的强度常用一次最大重复量(1 repetition maximum, 1RM),即重复 1 次标准动作所能承受的最大阻力,也可用 8RM (重复 8 次标准动作所能承受的最大阻力),10RM(重复 10 次标准动作所能承受的最大阻力)等,与 1RM 进行换算。一般进行肌肥大训练时,强度一般为 6 ~ 8RM,进行最大肌力训练时为 10 ~ 12RM,进行肌耐力训练时则强度小于 15RM。在进行抗阻运动时一般要求"使劲",所以主观用力等级在用力和非常用力。需要注意的是在进行力量训练时要随着运动调整呼吸。一般用力时吐气,放松时吸气,避免憋气训练。

(三)运动时间

通过前面的介绍我们知道抗阻运动的瞬时性较强,因此一般持续时间较短,一般每次选择 5 ~ 8 个动作,组间间隔根据训练强度不同而调整,一般强度较大时,组间间隔较长为 2 ~ 3min;强度较小时,组间间隔较短为 1 ~ 2min。考虑到血糖波动情况,抗阻运动最好安排在中午或者晚饭后 40min 到 1h 进行。

（四）运动频率

抗阻运动每周每个肌群训练 2 ~ 3 次为宜，每周需至少进行 2 次中等强度或更大强度的主要肌肉群的肌力训练。由于抗阻运动遵循超量恢复原则，也就是我们在抗阻训练后，肌肉中的蛋白和各种活性物质被消耗后会开始合成和恢复，这一阶段会感觉到肌肉疲劳和酸痛，然后在 48 ~ 72h 后恢复到超过初始水平，从而肌力和肌肉体积增大，因此，同一肌群不应每天频繁训练，一般需间隔 1 ~ 2d。

三　柔韧性训练

（一）柔韧性训练的特点

柔韧性训练是使肌肉长度拉长并保持的运动，它可以放松肌肉，避免肌肉紧张，适当柔韧性训练对维持正常的关节活动度十分有益。研究指出糖尿病患者增强体质并保持身体灵活性，需要注意 8 大关节（颈部关节、肩关节、肘关节、腕指多关节、脊柱多关节、髋关节、膝关节、踝趾多关节）的适度、多方位活动，有助于防跌倒、防骨折。

（二）柔韧性训练的强度、时间和频率

进行柔韧性训练时应使用正确的体位和拉伸方向，拉伸至肌肉紧绷或有轻微不适为宜，有骨质疏松者应适当减小力度，骨骼及韧带损伤尚未愈合者不应自行拉伸，避免再次损伤。每次拉伸到位后保持 20 ~ 30s，拉伸 3 ~ 4 次。每周可进行 4 ~ 7d 的拉伸。也可将灵活性训练融入瑜伽等其他活动类型中，增加运动的趣味性。

四 平衡及协调训练

（一）平衡及协调训练特点

运动训练中的协调性是指为了达到关节的稳定、一定的姿势，以及动态运动过程中的控制而形成的传入和传出神经肌肉的互动，它包括平衡能力、配合能力及节奏能力等。常见的平衡及协调训练包括单腿站立、指鼻训练及平衡垫练习等。平衡及协调训练可以提高静态平衡能力、动态平衡能力，防止摔倒，预防和减少运动风险。

（二）平衡及协调训练的强度、时间和频率

进行训练时，静态保持的训练可尽量保持标准动作直到无法维持，做 4 ~ 5 组；动态动作时，每组重复次数 1 ~ 20 次，每次进行 2 ~ 3 组，节奏比较个性化（每个动作 30s 以上），组间休息需完全放松下来，一般为 2 ~ 3min。平衡及协调训练可以每天进行，主观感受为简单至中等强度。

五 中国传统功法

中国传统功法包括太极拳、五禽戏、八段锦、易筋经等。《中国健康成年人身体活动汇编》中将以上多种传统功法定义为中等强度的综合性运动。

（一）太极拳

太极拳是以阴阳、五行、经络和中医学为指导思想，结合导引和呼吸吐纳形成的拳术，强调"以意领气、以气运身"，将人体姿势、意念、呼吸融为一体，对练习者的身体、心神进行调节。

从现代医学角度来看,太极拳兼具有氧和抗阻运动的特性和优势,且有着松沉柔顺、圆活畅通、用意不用力的运动特点,是临床中 2 型糖尿病患者和糖尿病前期人群常采用的一种运动方式。

太极拳可以促进胰岛细胞的分泌能力,提高胰岛素受体的敏感性。太极拳八法五步通过腿部弯曲、前进、后退、中定等动作,增加了血液肌肉对糖类物质的储存能力,降低胰脏的工作负担,加速患者全身血液的流动,改善胰岛素抵抗,进而有助于控制老年 2 型糖尿病血糖的稳定。太极拳运动可以影响部分通路,从而能够有效改善 2 型糖尿病患者的代谢异常,也可改善患者的空腹血糖和糖化血红蛋白的水平。

太极拳干预 2 型糖尿病已经得到广泛的认同,越来越多的研究证实,有规律地练习太极拳不仅可以有效降低糖尿病患者糖化血红蛋白指标、提高胰岛素敏感性、改善血脂水平,对于预防心血管疾病、缓解关节疼痛、增强平衡协调能力、提升心理状态等都有良好作用,同时具有简便、安全的优点,因此可以通过太极拳来指导 2 型糖尿病患者健康运动。

(二)八段锦

八段锦属于中国传统功法,它调理身形与意识,锻炼身体,保养身心。八段锦整套动作柔和缓慢、轻松自如、虚实分明,动作对称协调。缓慢拉伸招式可挤压和拔伸胸腹腔中的脏腑之器,起到了形神兼养、平衡阴阳、疏通经络、畅通气血、调理脏腑的功效,促进了人体脏腑、气血、阴阳的正常生理功能协调发展,每个动作都能调畅相应脏腑、经络之气血,使身体阴阳平衡,达到精神内守的目的。多项研究证实八段锦适合作为糖尿病患者运动处方的项目之一。

（三）易筋经

易筋经功法是独具中国特色的传统功法，是中国传统医学实践的智慧结晶。是把人的形体活动、呼吸吐纳与心理调节三者相结合而成的民族传统运动方法，具有调息脏腑、运行气血、畅通经脉、强健筋骨、凝心安神之功。易筋经从整体观出发，利用肢体运动和呼吸吐纳相结合，达到强身健体、防治疾病、延年益寿的作用。有研究发现，易筋经可以促进腺体分泌，提高胰岛素水平，促进糖代谢，以达到降低血糖的目的。此外，研究发现长期坚持有规律的易筋经锻炼可以使机体内高密度脂蛋白胆固醇明显升高，低密度脂蛋白胆固醇明显降低，促进机体血脂代谢，能够有效预防心血管疾病的发生。易筋经功法能舒筋活血，简单易学，适合老年人锻炼，对老年 2 型糖尿病患者控制血糖有较好的作用，具有良好的应用价值，适合在社区中推广普及。

六　正念与脑力训练

糖尿病患者想要更好控制血糖需"动静结合"，维持交感、副交感平衡，不仅要有上文的提到运动处方，还需要做到身动结合脑动。

（一）基本坐姿与呼吸法

1. 选择舒适坐姿　可以坐在椅子上，背部稍微挺直但不僵硬，双脚平放在地面上。如果可能，也可以采用莲花坐或简易坐姿，即双腿交叉坐在垫子上，双手放在膝盖上。

2. 关注呼吸　闭上眼睛或微睁双眼，将注意力集中在呼吸上。感受空气通过鼻孔进入身体，再缓缓呼出。不必刻意控制呼吸，只需自然地观察它。

3. **标记呼吸** 为每次呼吸贴上标签,如"吸气……呼气……",这有助于保持注意力集中。

(二)正念步行冥想

1. **选择安全环境** 在户外或室内选择一个安全、无干扰的环境进行步行冥想。

2. **缓慢行走** 放慢脚步,将注意力集中在行走时的每一个动作上,如脚抬起、落下、与地面接触的感觉。

3. **观察身体变化** 留意脚踝、膝盖、大腿等部位的移动和变化,以及身体与周围环境的互动。

(三)正念进食冥想

1. **准备食物** 选择一份简单的食物,如苹果或葡萄干,放在面前。

2. **观察食物** 仔细观察食物的形状、颜色、质地等细节。

3. **感受食物** 拿起食物,感受它的重量、温度,以及手与食物的接触感。

4. **品尝食物** 将食物放入口中,慢慢咀嚼,感受食物的味道、口感,以及它在口腔中的变化。

(四)身体扫描法

可以选择平躺或坐姿进行身体扫描。平躺时,身体放松,双手放在身体两侧;坐姿时,保持背部挺直。从脚开始扫描:将注意力集中在脚趾上,感受它们的存在和感觉。然后逐渐向上扫描,依次关注脚踝、小腿、膝盖、大腿等部位。全身放松:在扫描过程中,如果发现某个部位紧张或不适,尝试通过深呼吸来放松它。

(五)RAIN 法处理负面情绪

Recognize(**认知**):当负面情绪出现时,首先认识到它的存在,不逃避也不压抑。

Accept(**接受**):接受自己的情绪和感受,不加以评判或指责。

Investigate(**调查**):观察自己的情绪和感受是如何产生的,以及它们对身体和思维的影响。

Non-identification(**保持距离**):与自己的情绪保持一定的距离,不让自己被情绪完全控制。

(六)日常生活中的正念练习

通过持续的正念冥想练习,可以逐渐培养起对当下的觉知和接纳能力,从而减轻压力、提高注意力和改善心理健康。所以不要气馁,继续把注意力拉回呼吸。冥想者在冥想初期可能还会非常难受,有种想立刻结束冥想的冲动。针对这类情况,建议将冥想的时间慢慢叠加,刚开始 5min,到 10min,再到 15min,循序渐进地进行。最终的目的就是可以在越来越长的时间里,自如地将注意力集中起来,并且控制被集中的注意力。

第四节
糖尿病运动康复方案的实施

一　运动方案的调整

运动方案不是一成不变的,它需要根据监测指标和运动

反应进行适当调整。运动时心率(超过目标心率)、血压(大于160mmHg)较高或出现不适;有氧运动自我感觉费力;运动后感觉十分疲劳,休息0.5h以上仍无法缓解,这些情况说明运动强度过大,需要降低运动强度。运动时心率未达到目标心率;有氧或抗阻运动时感觉轻松;运动后感觉无任何心率增加、肌肉疲劳的感觉,这些情况说明运动强度过小,需要增加运动强度。

二 运动方案的进阶

　　随着运动的进行,我们的各项运动能力会逐渐提高,这就要求我们要进行运动方案的进阶。进阶的条件:有氧运动连续2～3d运动时心率低于目标心率;抗阻运动,肌肥大训练每组能完成超过10个标准动作,力量训练每组能完成超过15个标准动作,肌耐力训练每组能完成超过20个标准动作;平衡协调训练自我感觉轻松,完成毫无挑战感;运动后没有任何疲劳感。有氧运动可通过逐渐增加速度、坡度及阻力等增加强度,使心率达到目标心率。抗阻运动可通过增加负荷来加大强度。平衡协调训练则可以通过增加动作难度完成进阶,注意运动进阶需遵循循序渐进原则,且做好运动时的监测,适时调整强度。

三 运动时需监测的指标

(一)血糖监测

　　在使用胰岛素和胰岛素促泌剂(如磺酰脲类药物和格列奈类药物)的2型糖尿病患者中,运动性低血糖的风险可能会增加,所以血糖监测是糖尿病患者运动管理的重要内容,血糖监测结果可以反映糖尿病患者糖代谢紊乱的程度,用于制订合理的

降糖方案,评价降糖治疗效果,指导调整治疗方案。在糖尿病治疗过程中,采用安全有效的方式监测患者血糖水平,对预防低血糖等并发症的发生具有重要意义。

自我血糖监测(self-monitoring of blood glucose,SMBG)是血糖监测的基本形式,可以帮助糖尿病患者在运动前、运动期间以及运动后更好地了解自己的血糖控制状态,为其提供一种积极参与糖尿病管理、按需调整行为及药物干预的手段。

动态血糖监测(continuous glucose monitoring,CGM)则是相较于传统血糖监测方法的另一种有效补充,可提供连续、全面的全天血糖信息,了解血糖波动的趋势和特点,在运动中也可以实时监测患者血糖的变化,其可在监测患者血糖水平的同时,及时判断低血糖等不良事件的发生风险。与传统末梢血糖仪监测结果比,CGMS 技术检出低血糖的概率更高,当 CGMS 提示低血糖,或患者怀疑发生低血糖,或患者自身症状与 CGMS 血糖值不匹配时,应进行毛细血管血糖检测以指导临床决策。由此可知,CGMS 技术可进行连续性血糖监测,利于及早发现临床治疗过程中低血糖等并发症,保证治疗过程中的安全性。

运动中及运动前后要注意监测血糖。当血糖 < 5.6mmol/L 时,应补充适量糖;当血糖 > 13.9mmol/L 时,运动前应休息片刻;当血糖 > 16.7mmol/L 时应谨慎,并补充足够的水分,感觉良好方可进行合适的运动。可在运动前及运动期间评估发生低血糖的风险。运动后 2h 监测血糖可观察运动降低血糖的效果。运动多的当天睡觉前最好测试血糖,因为有可能会出现延迟的血糖改变。

(二)血压监测

有胰岛素抵抗的 2 型糖尿病患者,高血压的危险性会显著增加,所以也要对 2 型糖尿病患者进行日常的血压监测。运动

后低血压与运动强度、运动时间、运动方式及降压药物的种类密切相关。在运动负荷试验中进行血压监测能够实时反映运动过程中血压的变化情况，了解运动过程中的血压变化规律，进而对运动过程中的心功能与血流动力学反应进行监测与分析，防止运动性低血压、低血糖等不良事件的发生。

（三）心率监测

研究表明，在 2 型糖尿病患者中较普遍存在运动心脏变时性功能不全情况，所以对糖尿病患者运动过程中的心率监测尤为重要，可以通过心率带、心率手表、心电图等实时监测患者运动时的心率变化。

四 健康教育与依从性培养

患者的依从性和健康教育是运动处方能否顺利实施的重要因素。虽然运动处方已经逐渐被大众认可，但在实践过程中仍然困难重重。要保证运动处方顺利实施，我们需要关注以下几点。

（一）了解患者的自我意识

患者的自我意识非常重要，自我意识较好的患者，非常赞同医生的建议，认为自己应当按照医生所说的去执行，这样能够为自己带来益处，增加身体健康，这也是我们通常所说的依从性较好的患者。与这种患者进行沟通相对比较容易，医生为其制订一个具体的、可测量的、可实现的、现实的、时限性的目标，同时让患者参与目标的制订当中，有助于调动和保持患者进行运动锻炼的积极性。同时让他清楚地认识到他才是最大的受益者，此类患者就会积极配合这个目标，并愿意为之付诸行动。

(二)采取相互配合同伴教育法

不论是医院的医生还是研究人员都会遇到低自我意识的患者,他们明白这些处方的实施会为自己带来益处,可是也存在无法遵循处方实施的原因。第五次全国群众体育锻炼情况调查的结果显示,不参加体育锻炼的几个原因中,首要原因是没有时间,占 30% ~ 40%,没有兴趣的占 10% ~ 20%。这时候就要求我们医生首先要与患者进行良好的沟通交流,多给予鼓励。习惯养成是一个缓慢的过程,在实践实施中,我们一般建议此类患者介绍自己的家人或者朋友同时参与到我们的课题中,或者使依从性较好的患者帮助依从性较差的患者,互相监督,互相督促。可以在日常生活方式中先规划出运动时间表去运动,可以是生活方式运动或业余时间计划性运动,慢慢建立规律运动习惯,作为医生定期回访反馈,不时给予鼓励,帮助每一位患者建立良好的生活方式。

(三)鼓励患者养成长期规律运动习惯

在我们的运动处方中我们建议患者每周运动 4 次,尽量每天运动。但是运动干预以及运动处方不是以暂时运动干预结束为目的,而是希望帮助患者养成规律的运动习惯。良好的运动习惯不仅是运动,更是 1 周内运动的规律性、时间分配、活动形式。运动时间的平均分配,特别是在运动逐渐增加时,可以更好地减少过度运动导致的损伤。例如让患者尝试将运动分配在整个周内而不是只在周末,有助于在一周内更多的时间中增加机体代谢,提供更大的心肺和骨骼肌健康益处。心肺功能较差的患者间断时间较长之后突然进行运动,会显著提高心率,增加心源性猝死风险。心率的增加可以由各种运动引发,如提重箱、快速上楼等。就骨骼肌系统而言,肌肉规律运动需要至少隔天运

动 1 次,才能顺应超量恢复原则,最终提升肌肉耐力和力量。

(四)定期进行健康教育

健康教育是提高患者实施运动处方依从性的有效方法。健康教育形式要多种多样,应避免开展单一性说教,不能仅仅依靠医生或治疗师的一面之词,应开展多层次、全面性、个体化的教育模式。这就不仅需要医生的力量,而且需要全社会为患者营造一个良好的生活环境,使患者充分理解运动健身,了解运动处方对自身机体的益处。短期的改变到永久的改变需要一个过程,其中每一阶段(1 个月左右)结束时,患者需要及时到医疗机构调整运动处方。患者每次都会有不同的体会,比如感觉自己瘦下来了,或者运动过程中没有那么多胸闷、心慌的感受了,感觉自己更加健康了,他们感受到自己的变化,因此能够更加轻松愉悦地参与其中,通过一点点累加进展,最终养成良好的习惯。此方法可以减少过度运动导致损伤的情况,并增加由久坐少动的生活习惯转变成积极运动的生活习惯的概率。对大多数人来讲,太多太快的运动,无论是生活方式运动,还是业余时间计划性运动,都会导致肌肉酸痛、损伤和停止运动。而一系列小的可行的改变,可能很快引起较大的变化。如坚持运动计划几周或几个月,患者可能回顾走过的历程,会充满成就感,因此可进一步激发运动动机,当患者努力逐渐改变过去的习惯,将运动结合到日常生活方式中,更容易保持新的生活方式。

(五)多胜于少,聊胜于无

我们推荐患者努力达到和保持中等强度运动每周至少 150min 的水平。美国运动医学会推荐每周至少 60min 的较大强度运动。运动的益处是随着运动量的增加而递增的,健康收

益与运动时间存在剂量效应关系。因此,当患者开始运动计划并逐步向前进展时,应该鼓励患者保证安全的速率,逐渐逐步增加运动量,直至达到推荐的最低运动量水平。

久坐少动的患者开始每周做30min运动后,各种原因的死亡率就显著下降。但是当达到中等强度运动每周至少150min的水平,或较大强度运动每周至少60min的运动量后,数据会呈现出平台现象。我们鼓励医生轻轻推动患者成为运动者,让他们做可以做的运动,这可能意味着向积极运动进步一小步。即使患者还未准备好进行能够达到美国运动医学会推荐的运动量标准的运动,我们也应该对这些进步进行鼓励、肯定和强化。简言之,正确推动的措施应该使患者从开始思考,到成为积极的运动者。即使运动量小于推荐量,患者也可以从运动中收获健康益处。

(六)帮助患者使运动成为日常生活方式的一部分

1. **致力于花时间去运动**　对于中老年糖尿病患者而言,他们许多都已经从工作岗位退休,有充足的时间去活动,但是基于生活环境等各种因素的影响,可能没有养成规律锻炼的好习惯。这时候,医生、朋友、家人的鼓励就显得尤为重要。对于工作的人群而言,他们的生活方式是已经固定的。工作、家庭各种因素很难被打破,意味着患者必须改变自己长久的生活方式。因此,我们建议改变从一点一滴做起。非常重要的是,患者应积极配合,将运动变成日常生活的一部分。其次,考虑积极运动的益处,让患者从简单的运动中受益。帮助他去感受一点一点细微的变化,从而愿意坚持长期的运动。最后,在患者充分执行实施自己的运动计划之后,慢慢建立了习惯,会发现一切没有想象中困难,反而利用了平时浪费闲散的时间。只有将运动融入日

常生活,才能长期进行下去,患者可以很快适应这种变化,而且患者可以从这些额外的运动中收获更多身心健康。

2. **运动时间的选择** 不会有对所有人都合适的运动时间。每位患者的运动时间取决于个人计划、工作情况和爱好等。对于并发心血管疾病的患者来说,早晨并不是最适合运动的时间,从理论上来讲,下午5点至7点是最适合运动的时间。因为此时空气中的含氧量最高,并且人体的各项机能都处于最佳状态,摄氧能力较强。此时是十分适合进行跑步运动的。从安全角度来讲。此时的心率和血压相对低而平稳,并且人体的血小板含量及血液浓稠度较早上低,此时进行运动发生心血管意外的概率降低。可见,下午5点至7点,也就是傍晚时分是最适合进行运动的。当然,对于工作族而言,天气、场地、工作都会有影响。夏季中午户外运动可能很难,而在冬季白天短,下班后就无法进行户外活动。个人目标计划也会影响运动时间的选择。例如,患者希望通过运动减轻体重,在晚餐前运动可能是最好的,因为运动可以促进胰岛素分泌,动员肝糖原,抑制饥饿感。如果患者工作场所有运动设施,他们愿意利用休息时间去享受运动快乐,也能有效利用时间。因此,运动时间的选择大不相同,因人而异。

3. **强化患者习惯养成的外部支持** 许多患者在规律运动初始阶段会在运动中或运动后感到更好。在此阶段,患者可能还没有达到生理上的健康益处,但是在精神层面他们已经收获了一定的益处。当患者成功地从事运动计划时,即使运动量不能达到最低推荐量,在心理上也感觉良好,并且能够产生成就感。当这些情感得到医生、家人和朋友的鼓励或者单位的支持之后,生理上的健康收益也会逐渐出现。例如,患者家人帮助分担一部分家务,使患者下班后有空闲时间到健身房运动,或者同

事愿意每天与患者一起早起骑行,都是非常好的措施。尽管这些外部支持对患者顺利成为规律运动者不是必需的,但他们却可以大大地促进患者成为规律运动者。此外,患者的临床医生在他们运动计划成功实施中也充当着重要角色。研究表明,临床医生可以影响患者的选择。通过简单的信息、规范的运动处方,以及对患者进步的真诚鼓励、祝福,都能明显地影响患者转变为积极运动者。

4. **运动环境** 在哪里运动是成为积极运动者重要的认识之一。只要是适合患者活动的地方都可以运动。但是任何环境的运动形式都是利弊相间的。户外运动是最常见的规律运动环境,像步行、慢跑、骑车、游泳等都是常见的户外运动形式。户外运动优点是容易和方便,方便意味着只要走出家门或办公室,立即可以开始步行和慢跑。此外,许多户外运动地点视野开阔,空气新鲜,景色美丽宜人。建议患者选择农村道路和公园道路进行运动。户外运动的主要弊端是安全风险增加。这些风险包括运动道路上的坑洼导致崴脚或交通意外、治安问题等,虽然罕见,但有时会发生。一般来讲,人行道远离汽车,比较安全。柏油路明显比水泥路更路面更富弹性,有助于预防运动损伤。户外运动的另外一个影响因素就是天气。天气状况对患者执行运动计划也有一定的影响。在温暖的艳阳天,可以鼓励患者进行步行、骑车和园艺运动。夏季太热的情况下,应避免室外运动,以防中暑。雨雪天气也会对运动产生不利影响。

目前我国大部分社区都有充足的健身器材,例如走步器、扭腰器等。已经具备我们锻炼所需要的各式各样的仪器设备,适合各个年龄阶层的人去锻炼。社区锻炼的好处很多:运动地点近,基本就在家门口;参加锻炼的人员互相熟悉,能够结伴而行,相互督促,相互帮助。当然,相较于正规的健身俱乐部而言,

社区锻炼缺乏更多的专业设施和专业指导人员。

我们建议刚开始运动和运动风险较高的患者去医疗机构进行锻炼。专业的医疗机构运动的优势是具有大量的专业运动设施,包括有氧运动器械(功率自行车、椭圆机、游泳池等),也有抗阻运动设施(高位下拉器械、划船机、史密斯机等)。同时医疗机构有专业的医生和治疗师进行评估和指导,并对运动全程进行各项监测,确保了运动的科学性和安全性。此外,医疗机构的音乐背景、环境设置和共同的锻炼者,都非常有助于激发患者的运动机能。在医疗机构的锻炼主要缺点是需要支付一定的费用,而且时间不够自由。

参考文献

[1] 中华医学会健康管理学分会,《中华健康管理学杂志》编辑委员会. 健康体检基本项目专家共识(2022) [J]. 中华健康管理学杂志,2023,17(9):649-660.

[2] 《健康体检与管理》杂志编委会,中国医师协会医师健康管理与医师健康保险专业委员会,北京医学会健康管理学分会,等. 成人个体化健康体检项目推荐专家共识 [J]. 健康体检与管理,2023,4(3):201-219.

[3] 中华医学会健康管理学分会,中华健康管理学杂志编委会. 健康体检基本项目专家共识 [J]. 中华健康管理学杂志,2014,8(2):81-90.

[4] 万学红,卢雪峰. 诊断学:第 9 版 [M]. 北京:人民卫生出版社,2019:83-555.

[5] 中华人民共和国国家卫生健康委员会. 卫生部关于印发《健康体检管理暂行规定》的通知 [EB/OL].(2009-08-05)[2024-12-01]. https://www.gov.cn/zwgk/2009-08/21/content_1398269.htm.

[6] 《中国老年 2 型糖尿病防治临床指南》编写组. 中国 2 型糖尿病防治

指南（2013 年版）[J]. 中国糖尿病杂志, 2014, 22(08):2-42.

[7]　张金苹, 陈晓平.《2022 年美国糖尿病学会糖尿病医学诊疗标准》解读 [J]. 临床内科杂志, 2022, 39(05):293-297.

[8]　胥祉涵, 王世强等. 2022 年美国运动医学会《2 型糖尿病患者的运动 / 身体活动指南》解读及启示 [J]. 中国全科医学, 2022, 25(25):3083-3088.

[9]　《中国老年 2 型糖尿病防治临床指南》编写组. 中国老年 2 型糖尿病防治临床指南（2022 年版）[J]. 中国糖尿病杂志, 2022, 30(1):2-49.

[10]　SITKO S, ARTETXE X, SVENDSEN BM, et al. What Is "Zone 2 Training"?: Experts' Viewpoint on Definition, Training Methods, and Expected Adaptations[J]. International journal of sports physiology and performance, 2025, 1-4.

[11]　MARCINIAK RA, WAHL CA, EBERSOLE KT. Differences in Workloads of Maximal Tasks in Active-Duty Firefighters. Healthcare(Basel)[J]. 2024, 12(15):1495-1495.

第五章

运动损伤的
预防与处理

第一节

糖尿病患者运动损伤的预防

一　充分了解自身健康状况

在进行任何运动前,应充分了解自己的健康状况,特别是与运动相关的并发症,如神经病变和心血管疾病。另外要定期进行神经病变筛查、心血管健康评估及体能的评估,对相关运动危险因素进行初步评估和识别,确保运动康复的安全性。

二　选择合适的运动方式

根据自身的身体状况、兴趣爱好和运动目标,选择适合自己的有氧运动、抗阻运动以及柔韧性训练等。老年人应避免运动量过大、过于激烈的活动。如果患者有周围神经病变或退化性关节炎应选择非负重运动方式,如固定自行车、游泳等,或者采用负重和非负重交替的运动方式。

三　做好运动前的热身和拉伸

运动前进行充分的热身活动,如快走、慢跑、跳绳及一些动态牵伸动作,以增加肌肉的温度和弹性,提高关节的灵活性。热身活动的时间一般控制在 10 ~ 15min,以充分激活身体的运动能力。

四　选择合适的运动环境

选择安全、宽敞、空气流通的地方进行运动,避免在不平整或危险的路面上行走。避免在极端天气条件下运动,如高温、寒冷或潮湿的环境,这些环境可能增加跌倒或受伤的风险。

五　随身携带应急物品

随身携带糖果、饼干等零食,出现低血糖时能够及时补充。携带糖尿病卡,以便发生意外时能及时得到抢救。

六　穿着合适的装备

选择透气性好、舒适且具有良好支撑和缓震功能的鞋子,以降低足部受伤概率。穿着合适的运动服装,避免穿着过于紧身或过于宽松的衣服,以免影响运动效果或增加受伤风险。

七　定期监测血糖

条件允许的情况下,运动前、后可根据情况测量血糖,确保血糖在合理范围内。根据血糖情况调整运动计划和饮食安排,避免低血糖或高血糖导致的运动损伤。

八　注意运动后的恢复

运动后应进行适当的放松活动,如逐渐放慢运动速度、进行肌肉拉伸等,以帮助身体恢复。如有任何不适或疼痛,应立即停

止运动并咨询医生。

糖尿病患者急性运动损伤的 症状及原因

糖尿病患者急性运动损伤的类型主要包括擦伤、挫伤、肌肉拉伤、韧带损伤、关节扭伤、关节脱位、骨折等,其中以关节韧带扭伤和肌肉拉伤最为常见,踝关节损伤尤为多发。

一 急性损伤的主要症状

(一)局部疼痛

这是运动损伤最直观的表现,损伤部位会有明显的疼痛感,可能是刺痛、钝痛或胀痛。

(二)肿胀

损伤部位往往会出现肿胀,这是由于局部软组织充血、水肿所致。

(三)活动受限

损伤后,关节或肢体的活动范围会受到限制,无法像正常时那样自如地活动。

(四)肌肉痉挛

在某些情况下,损伤还可能引发肌肉痉挛,表现为肌肉突然不自主地收缩。

(五)局部淤青

如果是撞击或摔倒等造成的损伤,局部还可能出现淤青或皮下出血。

二　急性损伤的主要原因

(一)糖尿病患者自身病理生理特点

糖尿病患者的踝关节周围肌肉容易出现肌萎缩和肌力减弱,增加了踝关节损伤的风险。

(二)运动方式和强度不当

不科学的运动方式、动作不规范或运动强度过大,都可能导致肌肉、韧带的异常牵拉,从而造成损伤。

(三)热身活动不足

运动前热身不充分,肌肉还处于僵硬状态就直接投入高强度运动,容易造成肌肉拉伤。

(四)外周神经病变

糖尿病患者可能合并外周神经病变,导致痛觉降低,增加了足部皮肤破溃和关节损伤的风险。同时,神经病变还可能影响肌肉的正常功能,导致运动时的协调性下降,易发生损伤。

糖尿病患者急性运动损伤的处理原则

运动后出现肌肉拉伤、关节扭伤一般可进行冷冻加压包扎；一旦确定发生骨折应先行固定，再送医院。头部碰撞后，先止血、加压包扎，再送医院。对轻度运动损伤，应遵循 PRICE 原则进行急救，即保护（protection）、休息（rest）、冰敷（ice）、加压（compression）和抬高（elevation）。

一 保护

保护就是保护受伤部位，使之不再受伤，关节损伤时应避免产生疼痛的动作，肌肉拉伤时应避免伤处过度的拉伸和用力，必要时可使用辅助器具固定。

二 休息

休息是指针对受伤部位的限制，也就是局部制动，身体的其他部位仍可以进行活动。

三　冰敷

　　轻度运动损伤后即刻将冰袋用毛巾包裹后置于受伤部位，使血管收缩，减少肿胀、疼痛及痉挛，缩短康复时间。每次冰敷20～30min或皮肤感觉由冷、疼痛、灼热，最后变成麻木时移开冰敷袋。可每隔0.5h或1h冰敷1次，直至疼痛得到缓解或送医后遵医嘱处理。

四　加压

　　以弹性绷带包扎于受伤部位，减少内部出血。注意加压包扎力度适中，观察露出脚趾或手指的颜色。如疼痛、皮肤变色、麻痹、刺痛等症状出现，提示包扎得太紧，应解开弹性绷带重包，送至医院后遵医嘱处理。

五　抬高

　　抬高，通常指抬高患肢。受伤后，尽量使患处高于心脏水平，可减少组织液渗出和肢体血流灌注，促进患肢血液和淋巴液回流，减轻患肢水肿。

第四节

其他突发状况及处理

一 运动时头晕和心慌

运动时出现头晕或心慌应立即停止运动,坐下或平躺休息。身边有血压计和血糖仪的可测量血压、血糖,如出现低血糖现象可立即服用随身携带的糖果或饼干;出现血压过高的情况时,应休息片刻后再测血压,若持续偏高(大于30min)或症状经过前述处理不缓解,应及时就医。

二 运动时胸闷和胸痛

运动时出现胸闷或胸痛应马上停止运动,平躺休息。了解胸痛的特点及其伴随症状,病史等。若患者有冠心病、气胸、下肢静脉血栓等病史,应多考虑心血管疾病,疑为心绞痛者,可舌下含服硝酸甘油5～10mg。突发胸痛伴呼吸困难者怀疑自发性气胸,此时的疼痛一般短暂且程度较轻。若症状很快缓解,可在此症状缓解后去医院进一步检查,若症状持续5min及以上应尽快就医寻求治疗。

三 运动时中暑

夏季在室外或闷热通风差的地方运动易出现中暑。伤者

可能感到非常热、恶心、易怒、疲劳。可以观察到皮肤发红干热、体温极高（肛温达 40℃以上）、脉搏与呼吸加快等症状。一旦出现中暑症状，应立即转移到阴凉通风处松开衣裤，坐下或躺下休息，喝些凉盐开水，或者在颈部、腋下、手腕、腹部以冰袋或冷毛巾进行冰敷以降低体温。若症状持续 0.5h 以上无缓解则应及时就医，寻求进一步治疗。

参考文献

[1] 王予彬，王惠芳，何成奇，等.运动损伤康复治疗学 [M]. 2 版.北京：科学出版社，2019.

[2] 国家老年医学中心，中华医学会糖尿病学分会，中国体育科学学会.中国 2 型糖尿病运动治疗指南（2024 版）[J].中国运动医学杂志，2024，43(06):419-452.

[3] ADOLFSSON P,TAPLIN CE,ZAHARIEVA DP, et al.ISPAD clinical practice consensus guidelines 2022:exercise in children and adolescents with diabetes[J]. Pediatr Diabetes, 2022, 23(8):1341-1372.

[4] 王圣淳，郑小飞，王华军.糖尿病对运动医学相关疾病的影响 [J].中国骨科临床与基础研究杂志，2020，12(04):242-248.

第六章

糖尿病运动康复实践

第一节

第一节

运动评估

一 有氧能力评估

(一)运动平板测试

运动平板测试是一种评估心肺功能和运动耐量的常用方法。以下是详细的运动平板测试操作步骤。

1. 准备工作

(1)询问病史:询问患者病史(有无其他基础病,是否服用影响心率血压的药物)。

(2)了解信息:询问年龄及运动习惯,输入患者基本信息,设置运动方案为 Bruce 或者改良 Bruce 方案(国际上通用的一种平板运动方案)。

(3)患者准备:让患者在靠近起始位置的椅子上休息至少10min,然后进行自我感觉询问。穿戴心电、血压等设备。

2. 测试过程(图 6-1-1)

(1)流程讲解:嘱患者站立于跑台上,向受试者解释测试过程,系上安全绳。

(2)行走指导:指导患者以正确的姿势走步。一

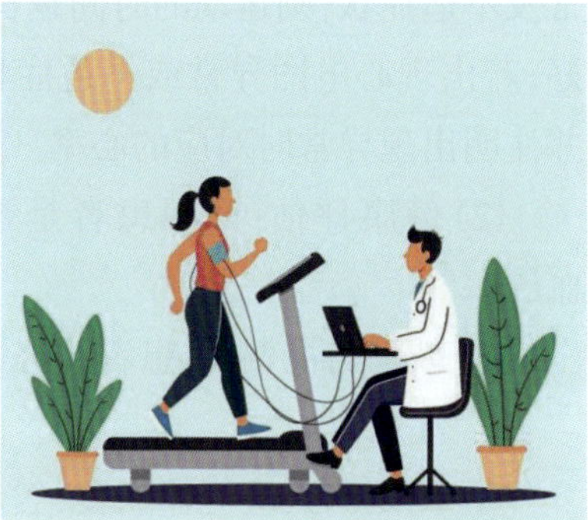

图 6-1-1　运动平板测试

名测试者站于受试者后方保证其安全。

(3)运动监测:另一名测试者观察测试过程中受试者心电图、血压、心率是否有异常情况,询问患者主观用力等级以及是否有不适症状。

(4)运动终止:若心电图、血压、心率有异常或者受试者有不适症状(腿酸属正常现象)则立即停止运动;若无异常情况则进行至受试者跑(或走)不动或达到目标心率(最大心率的85%)停止。

3. 数据记录

(1)运动反应:记录每个阶段的心电图、血压、心率数值。

(2)中途询问:询问患者在运动过程中的自我感觉评分,有无肌肉酸痛、关节疼痛及心慌、头晕等不适症状。

(3)停止原因:心肺功能异常,运动中出现心电图异常,或心慌、胸闷、头晕等不适症状;骨骼肌肉功能异常,下肢耐力不足,走不动或者跑不动了;到达了目标心率或收缩压高于180mmHg,舒张压高于110mmHg。

4. 结果分析与反馈

(1)结果分析:记录运动进行的时长和难度达到的阶段,结合患者的心电图、心率、血压以及自我感觉评分,若无心电图异常及不适症状,则运动的时间越长,难度越大则显示心肺功能越好;若出现心电图异常或不适症状则应进一步检查,查明原因,并注明出现异常时对应的心率。

(2)健康评估:询问患者是否有任何不适,并测量心率和血压。

(3)鼓励与祝贺:对患者的努力表示祝贺,并提供一杯水。

5. 注意事项

(1)测试当天应规律饮食,餐后 2～3h 进行测试为宜,测试前 2h 内避免剧烈活动。

（2）确保患者穿着舒适的衣物和适宜步行的鞋子。

（3）对于有禁忌证的患者（如不稳定心绞痛或心肌梗死），应禁止进行此测试。

通过以上步骤，可以科学地实施运动平板测试，准确评估患者的运动耐量和心肺功能。

（二）心肺运动试验

心肺运动试验是一种评估心肺功能和运动耐量的常用方法。以下是详细的心肺运动试验操作步骤（以肺功能测试和踏车测试为例）。

1. 准备工作

（1）询问病史：询问患者病史（有无其他基础病，是否服用影响心率血压的药物）。

（2）了解信息：询问年龄及运动习惯，输入患者基本信息，依据年龄和运动习惯设置运动方案。

（3）患者准备：让患者在靠近起始位置的椅子上休息至少10min，然后进行自我感觉询问。穿戴心电、血压以及面罩等设备。

2. 测试过程（图 6-1-2）

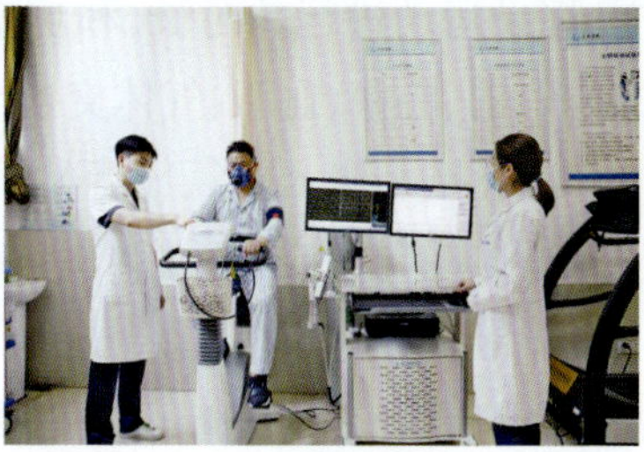

图 6-1-2　心肺运动试验

(1) 流程讲解:向受试者解释肺功能测试和踏车测试的流程。

(2) 行走指导:嘱患者坐在椅子上,测试者指导其进行肺功能测试。受试者坐在功率车上,指导患者以正确的姿势蹬车,并测试座位高度,嘱患者以 60r/min 左右匀速蹬车。

(3) 运动监测:测试过程中观察受试者心电图、血压、心率是否有异常情况,询问患者主观用力等级以及是否有不适症状。

(4) 运动终止:若心电图、血压、心率有异常或者受试者有不适症状(腿酸属正常现象)则立即停止运动;若无异常情况则阻力递增至受试者蹬不动或达到目标心率(最大心率)时停止。

3. 数据记录

(1) 运动反应:记录每个阶段的心电图、血压、心率、气体交换情况及数值。

(2) 中途询问:询问患者在运动过程中的自我感觉评分,有无肌肉酸痛、关节疼痛及心慌、头晕等不适症状。

(3) 停止原因:心肺功能异常,运动中出现心电图异常,或心慌、胸闷、头晕等不适症状;骨骼肌肉功能异常,下肢耐力不足或蹬不动了;到达了目标心率或收缩压高于 180mmHg,舒张压高于 110mmHg。

4. 结果分析与反馈

(1) 结果分析:记录运动进行的时长,和功率自行车最大负荷值,结合患者的心电图、心率、血压、气体交换情况及自我感觉评分,分析呼出的二氧化碳和吸入的氧气情况,得出无氧阈值和最大摄氧量;若出现心电图异常或不适症状则应进一步检查,查明原因,并注明出现异常时对应的心率。

(2) 健康评估:询问患者是否有任何不适,并测量心率和血压。

(3) 鼓励与祝贺:对患者的努力表示祝贺,并提供一杯水。

5. **注意事项**

(1)测试当天规律饮食,餐后 2 ~ 3h 进行测试为宜,测试前 2h 内避免剧烈活动。

(2)确保患者穿着舒适的衣物和适宜步行的鞋子。

(3)对于有禁忌证的患者(如不稳定心绞痛或心肌梗死),应禁止进行此测试。

通过以上步骤,可以科学地实施心肺运动试验,准确评估患者的运动耐量和心肺功能。

(三)6 分钟步行测试距离

6 分钟步行测试(six-minute walk test,6MWT)是一种评估心肺功能和运动耐量的常用方法。以下是详细的 6 分钟步行测试操作步骤。

1. **准备工作**

(1)场地准备:选择一条长 30m 的平坦走廊,地面应为较硬质地且无障碍物。

(2)标记起点线:在走廊的一端用色彩鲜艳的条带标出起点线,并放置圆锥形路标作为折返点。

(3)患者准备:让患者在靠近起始位置的椅子上休息至少 10min,然后进行 Borg 呼吸困难评分。

2. **测试过程**

(1)开始计时:当患者站在起点线上时,实验者开始计时并记录患者的初始状态。

(2)行走指导:告知患者要在 6min 内走尽可能远的距离,但不要奔跑或慢跑。如果感到疲劳可以停下来休息,但不要停止计时。

(3)辅助器械使用:如患者平时需要使用拐杖或助步器等辅

助器械,测试过程中应继续使用。

(4)安全监控:测试人员应在患者身后行走,以避免影响他们的步伐。

3. 数据记录

(1)距离测量:使用3m标记作为距离指南,记录患者行走的圈数及总距离。

(2)中途提醒:在最后15s时,提醒患者即将结束测试,并在他们停下来后走到他们身边。

(3)停止计时:6min后,要求患者停止行走,并记录其行走的距离、终止时间和原因。

4. 结果与分析

(1)结果计算:将步行距离四舍五入到最近的整数,并根据性别和年龄的不同公式计算参考值(若6分钟步行距离少于150m为重度心功能不全,150～425m为中度心功能不全,426～550m为轻度心功能不全,大于550m则为正常水平)。

(2)健康评估:询问患者是否有任何不适,并测量经皮动脉血氧饱和度(percutaneous arterial oxygen saturation, SpO_2)、脉搏和血压。

(3)鼓励与祝贺:对患者的努力表示祝贺,并提供一杯水。

5. 注意事项

(1)测试当天规律饮食,餐后2～3h进行测试为宜,测试前2h内避免剧烈活动。

(2)确保患者穿着舒适的衣物和适宜步行的鞋子。

(3)对于有禁忌证的患者(如不稳定心绞痛或心肌梗死),应禁止进行此测试。

通过以上步骤,可以科学地实施6分钟步行测试,准确评估患者的运动耐量和心肺功能。

二 肌肉力量评估

(一)握力测试

握力测试是一种评估手部和前臂肌肉力量的常用方法,通常使用握力计进行(图6-1-3)。以下是详细的握力测试操作方法。

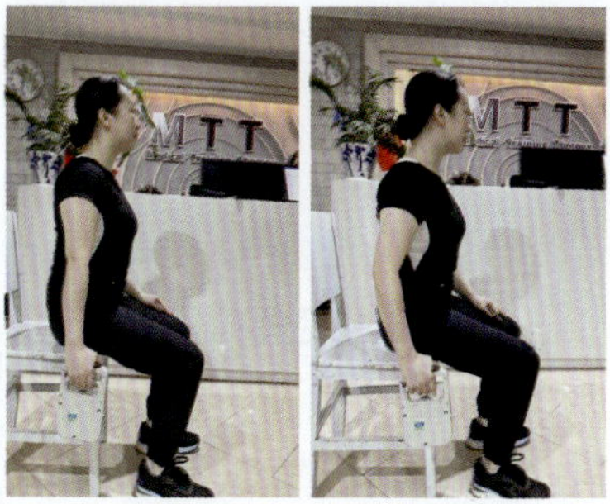

1. **准备工作** 确保握力计已经准备好,并放置在稳定的平面上;受试者需调

图6-1-3 **握力测试**

整握距调节钮,使其适合自己的手掌大小。

2. **姿势准备** 受试者身体直立,两脚自然分开,与肩同宽,两臂斜下垂,掌心向内;如果是坐姿测试,则受试者应坐在椅子上,膝盖弯曲成90°,手放在轮椅底板上。

3. **手持握力计** 受试者用测试手握住握力计内外握柄,另一只手转动握距调整轮,调至适宜的用力握距,准备测试;握力计的指针向外侧,根据手掌大小调节,使示指的第二关节接近直角后进行测量。

4. **开始测试** 按下开关键开机,释放按键后,仪器显示0.0即可进入状态;测试时,受试者以最大力量紧握握力计上下两个手柄,保持几秒钟(一般为5s);测试过程中禁止摆臂、下蹲或将握力计接触身体。

5. **重复测试** 每只手进行1次练习试验,然后每只手进行1次正式试验。这种交替可以让每只手在用力之间恢复力量;测试2次,取最大值并记录以千克为单位,精确到小数点后一位。

6. **注意事项** 测试前应有必要的身体准备活动,但不要

剧烈运动,以免影响成绩;测试时不可用冲力,也不可第二次用力;应对没有测试经验的受检者进行辅导,提供练习机会,帮助其掌握要领。

通过以上步骤,可以准确地进行握力测试,并获得可靠的握力数据。

(二)肌肉耐力的评估

1. 60s 固定负荷负重屈肘　60s 固定负荷负重屈肘是一种评估上臂肌肉耐力的常用方法,通常使用哑铃进行(图 6-1-4)。以下是详细的 60s 固定负荷负重屈肘操作方法。

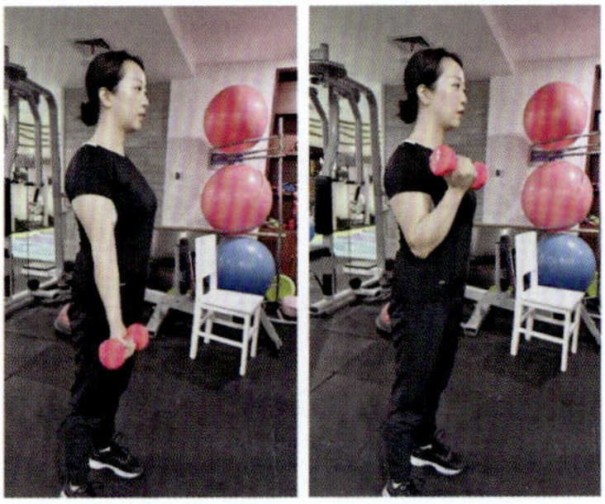

图 6-1-4　60s 固定负荷负重屈肘

(1)准备工作:准备 5 磅(1 磅 = 0.453 592 37kg)和 8 磅的哑铃各一个,秒表一个,评估场地开阔安静,向受试者讲解测试流程。

(2)姿势准备:受试者身体直立,两脚自然分开,与肩同宽,两臂斜下垂,掌心向内;一手握住哑铃(男士 8 磅,女士 5 磅),并保持腕关节中立位。

(3)热身训练:指导受试者用有力手握住哑铃,肘关节从 0°匀速屈曲到 150°,然后匀速回到起始位置,重复动作,约 5 次,熟悉动作即可。

(4)开始测试:秒表归零,按下计时器,提示开始;测试时,受试者以最快速度重复全范围的屈肘动作,并数屈肘个数。60s时间到后停止运动,记录屈肘的个数;测试过程中尽量保持身体

稳定,不晃动,控制动作匀速进行,禁止凭惯性甩动。

(5)注意事项:测试前应有必要的身体准备活动,但不要剧烈运动,以免影响成绩;测试时测试者也同时计数并对比,避免误差。通过以上步骤,可以准确地进行60s固定负荷负重屈肘,并获得可靠的上肢耐力情况。

2.60s座椅试验 60s座椅试验是一种评估下肢肌肉耐力的常用方法,通常使用一把椅子进行(图6-1-5)。以下是详细的60s座椅试验的操作方法。

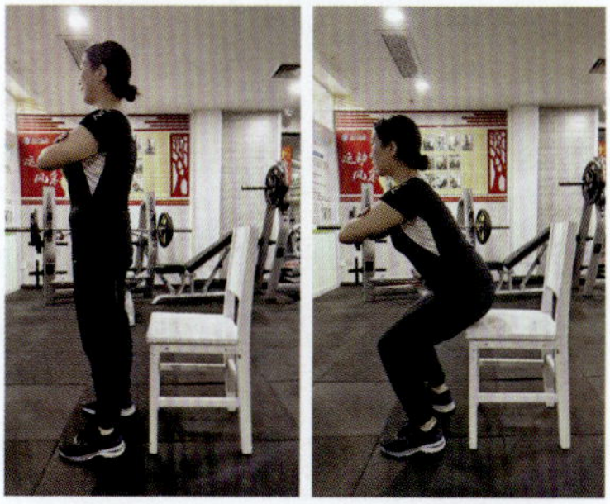

图6-1-5 60s座椅试验

(1)准备工作:准备一把椅子和一个秒表,评估场地开阔安静,向受试者讲解测试流程。

(2)姿势准备:受试者身体直立,两脚自然分开,与肩同宽,两臂自然下垂,掌心向内;椅子放置在其身后约10cm位置,平地放置,避免测试时晃动。

(3)热身训练:指导受试者用双手交叉置于胸前,屈髋屈膝做蹲起动作,臀部触碰椅子即起身,重复动作,约5次,熟悉动作即可。

(4)开始测试:秒表归零,按下计时器,提示开始;测试时,受试者以最快速度重复蹲起动作,并计数蹲起个数。60s时间到后停止运动,记录蹲起的个数;测试过程中尽量保持股骨长轴正对脚尖,膝关节不要内扣,核心收紧,禁止坐于椅子上。

(5)注意事项:测试前应有必要的身体准备活动,但不要剧烈运动,以免影响成绩;测试时测试者也同时计数并对比,避免

误差。

通过以上步骤，可以准确地进行 60s 座椅试验，并获得可靠的下肢耐力情况。

三　柔韧性评估

（一）摸背测试

Apley 摸背试验是一种常用的临床检查方法，主要用于评估肩关节的活动度和灵活性。以下是详细的操作步骤。

1. **上肢外旋和上背部触及试验**　让患者用一只手（通常为受伤侧）从后背上方触碰对侧的肩胛骨区域。这个动作主要评估肩关节的外旋和抬高能力。

2. **下肢外旋和上背部触及试验**　让患者用另一只手从下方经过腰部尝试触碰对侧肩胛骨区域或尽可能地向上摸。这个动作主要评估肩关节的内旋和抬高能力。

3. **具体操作**

（1）患者双脚并拢站立，脚尖朝前。

（2）将右手掌置于左肩上，然后缓慢抬起右手肘。左侧重复同样的动作。如果手肘上抬的过程中，肩膀产生疼痛，则表明测试结果呈阳性。

（3）右手举过头顶，屈肘，从上向下伸出，尝试触摸左侧肩胛骨，用另一只手从下方经过腰部尝试触碰对侧肩胛骨区域或尽可能地向上摸。左侧执行同样的操作。如果手指触摸不到肩胛骨则表明测试结果呈阳性。可借助直尺或软尺测量左右两手食指间的距离，可更准确地记录。

4. **其他相关动作**

（1）要求患者内旋肩关节，然后内收，观察他们的手指能向

上触摸到多高处。

(2)嘱患者用手分别从同侧肩上方向后用示指摸对侧肩胛骨内上缘。还可以让患者将患肩内旋,自背后触碰对侧肩胛骨的内下角,用于检查肩关节内旋功能。

通过这些步骤,可以粗略地估计肩外旋和内旋活动度的正常与否(图6-1-6)。

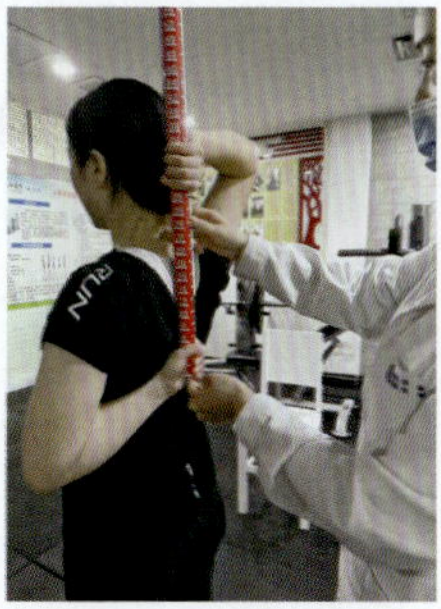

图 6-1-6　摸背测试

(二)座椅前伸试验

座椅前伸试验是一种评估全身柔韧性的常用方法,通常使用一个脚蹬和刻度尺进行。以下是详细的座椅前伸试验操作方法。

1. **准备工作**　准备一个脚蹬和一把刻度尺(或专业的体前屈测试设备)以及一个垫子,评估场地开阔安静,向受试者讲解测试流程。

2. **姿势准备**

(1)将设备置于平地上,脚蹬固定住刻度尺置于脚蹬前,0刻度与脚蹬在同一平面。

(2)受试者坐于垫子上,双脚抵在脚蹬上。

3. **热身训练**　受试者坐于椅上,弯曲左腿并将左脚平放于地面上,右腿完全伸直从而使膝盖伸直,脚后跟着地,踝关节弯曲成90°,双手臂伸直,优势手在上,向前向下弯曲身体,双手沿着尺子向下滑动,尽可能抬头、挺胸,受试者通过指尖前伸,努力通过脚尖,手指前伸达到最大并保持2s以上算1次有意义的前伸。重复1次,熟悉动作即可。

4. **开始测试**　受试者双手臂伸直,优势手在上,向前向下

弯曲身体,双手沿着尺子向下滑动,尽可能抬头、挺胸,受试者通过指尖前伸,努力通过脚尖。记录指尖与脚尖的距离。

5. 重复测试

(1)每侧腿进行1次练习试验,然后每侧腿进行3次正式试验。

(2)测试3次,取最大值并记录,指尖超过脚尖为正,反之记为负值,以厘米为单位,精确到小数点后一位。

6. 注意事项

(1)测试前可以活动,但不要剧烈运动,以免影响成绩。

(2)测试时受试者不可猛烈下压,避免拉伤。手指前伸达到最大后需保持2s以上才能记为有效值。

通过以上步骤,可以准确地进行座椅前伸试验,并获得可靠的全身柔韧性情况。

四 平衡及协调能力评估

(一)单腿站立

单腿站立是一种评估静态平衡能力的常用方法,通常在平地上即可进行。以下是详细的单腿站立测试过程。

1. **准备工作** 准备一个秒表和一张画有标志物(圆点、红旗或小树等)的纸张,评估场地开阔安静,向受试者讲解测试流程。

2. **姿势准备**

(1)将纸张贴于墙上,高度约为正常成年人平视高度。

(2)受试者面对贴有纸张的墙壁站立,距参考物1m的距离,双脚并拢,双臂自然下垂于身体两侧。

3. **热身训练** 受试者一腿屈曲,使脚抬离地面15~20cm,

双腿略分开,不能相碰,保持双手自然下
垂于身体两侧(图 6-1-7),受试者完成单
腿站立动作后开始计时,受试者应在尽可
能长的时间内单腿站立,眼睛注视参考标
示。两次预试验后进行正式试验。

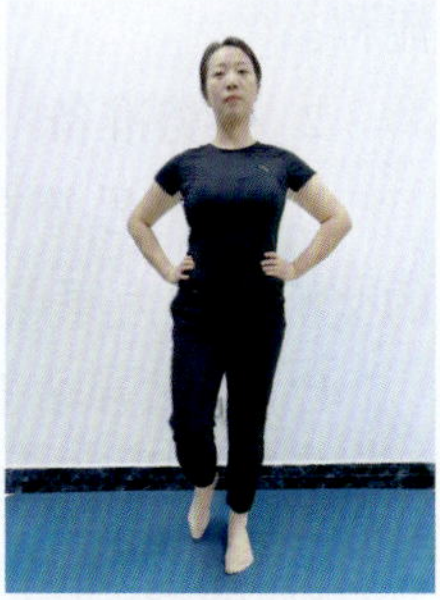

4. **开始测试** 受试者按照预试验动
作开始进行,当受试者双臂偏离身体两
侧,或站立的下肢偏离原来的位置,或抬
起的下肢接触到地面应立即停止试验,记
录单脚站立的时间。

图 6-1-7 **单腿站立**

5. **重复测试**

(1)每侧腿进行 2 ~ 3 次练习试验,然后每侧腿进行 3 次正
式试验。

(2)测试 3 次,取最大值并记录,以秒为单位,精确到小数点
后一位。

6. **注意事项**

(1)测试前可以活动,但不要剧烈运动,以免影响成绩。

(2)测试时受试者动作应尽量标准,身体不能有较大晃动,
但应量力而行,避免摔倒。

通过以上步骤,可以准确地进行单腿站立试验,并获得可靠
的静态平衡功能情况。

(二)Y 字平衡(Y-balance)测试

Y 字平衡测试是一种评估动态平衡能力的常用方法,通常
利用皮尺即可进行。以下是详细的 Y 字平衡测试操作方法:

1. **准备工作** 准备 1 个皮尺、1 根记号笔和 3 个标记物
(或者专业的组合工具),评估场地开阔安静,向受试者讲解测试

流程。

2. **姿势准备**

（1）用记号笔在平地上画一个大的"Y"字，"Y"字三笔画的交汇处记为原点。

（2）受试者站于"Y"字中心，一只脚的大拇指与原点重合，双脚自然分开，双臂自然下垂于身体两侧。

3. **热身训练** 受试者一只脚站在 Y 字的中间，大脚趾放在原点上，单脚站稳后。另一条腿尽可能向不同的方向触地。在每次向不同的方向触地后收腿（图 6-1-8）。如果受试者在完成动作时不能保持平衡或触地脚支撑地面，则重新测试该动作。练习 2～3 次熟悉动作。

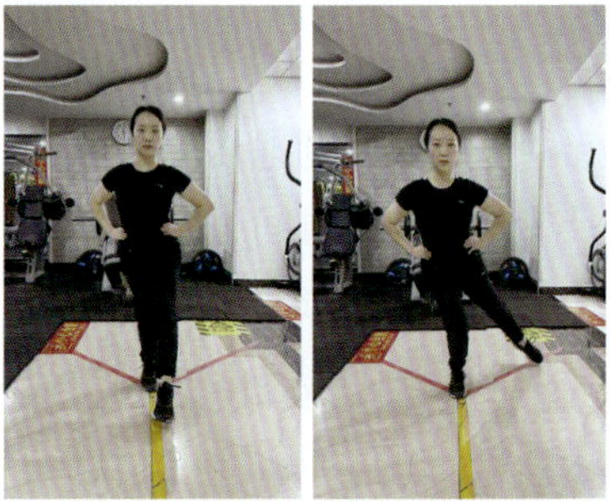

图 6-1-8　Y 字平衡测试

4. **开始测试** 受试者按照预测试动作开始进行，受试者每条腿需要完成 3 个方向的触地动作。在最远地点放置标记物，分别记录接触每个方向最远地点与中心的距离，然后换腿重复上述测试。

5. **重复测试**

（1）每侧腿进行 2～3 次练习，然后每侧腿进行 3 次正式测试。

（2）测试 3 次，取最大值并记录，以厘米为单位，精确到小数点后一位。一般触地距离越远，且每个方向差值越小，说明动态平衡能力越好。

6. 注意事项

(1)测试前可以活动,但不要剧烈运动,以免影响成绩。

(2)测试时受试者动作应尽量标准,前伸的那只脚只能触地,不能踩地,但应量力而行,避免摔倒。

通过以上步骤,可以准确地进行 Y 字平衡测试,并获得可靠的动态平衡功能情况。

第二节

运动注意事项

一 运动前注意事项

(一)选择合适的运动装备和运动场地

选择合适的运动鞋和运动袜,要注意鞋的密闭性和透气性,选择质量合规的装备,穿着宽松、轻便、透气性强的衣服,带必要的护具等。运动场地要平整、安全,空气流通。

(二)胰岛素注射注意事项

需要注射胰岛素控制血糖的患者,应在运动前将胰岛素注射在腹部,避免肢体活动使胰岛素吸收加快、作用加强,导致发生低血糖。如果运动量较大,可适当减少运动前的胰岛素(尤其是短效胰岛素)剂量,也可在运动前及运动中间适当进食。胰岛素泵使用者不宜做剧烈、较大幅度的运动,以免泵管脱出,较好的运动方式为散步和做四肢关节的轻柔动作。

(三)避免中暑

夏季运动应避免中暑,选择阴凉通风处运动。

(四)运动前热身

运动前需要按照运动方案进行热身活动,活动各关节,激活肌肉,使身体逐渐进入运动状态,避免运动损伤。

二 运动时的注意事项

我们在运动时应注意按照动作要领进行,动作要标准。无减重要求的可先进行有氧训练,再进行平衡及协调训练,接着进行抗阻训练,最后进行柔韧性训练;有减重需求的则先进行平衡及协调训练,再进行抗阻训练,接着进行有氧训练,最后进行柔韧性训练。运动中有条件的患者可监测心率、血压、血糖以及血氧饱和度等,注意观测指标变化及自身感觉(用力程度、疲劳程度、是否有不适症状),以掌握运动强度。如出现口渴,可少量喝些温水,不要大量喝凉水,以免增加心脏和胃肠道负担。

三 运动后的注意事项

运动即将结束时,应做 5 ～ 10min 的恢复整理运动,并逐渐使心率降至运动前水平,不要突然停止运动,运动结束后一般不要马上坐下来或者躺下来休息,可慢慢走动,或站立远眺,待心率和血压稍平稳后再坐下或者躺下。不要立即洗凉水澡,可休息一段时间后(心率降至运动前水平)再洗澡,最好洗温水澡。若运动导致了出汗应及时擦汗,避免着凉,不要立即进空调房,进空调房前穿好外衣。运动后可监测血糖,掌握运动强度和血

糖变化的规律,如出现低血糖,可适当降低运动强度;检查双脚有无红肿、发绀、水疱、血疱、感染等;注意运动后的感觉,若出现持续性疲劳、运动当日失眠、运动后持续性关节酸痛等不适,则表示运动量过大,应适当调整下次的运动强度。

四　药物对运动反应的影响

合并心脑血管疾病的患者可能使用降压和降心率类药物,会对运动时的心率、血压反应造成干扰,因此在运动中监测的心率和血压可能有一定的误差,此类患者最好在运动前进行专业的运动测试以确定运动强度;降糖药物会使血糖快速下降,与运动共同作用降糖效果增加,所以应尽量选择合适的运动时机,初始运动时应在医生的指导下运动,连续监测血糖,调整降糖药物的用量。尤其是使用胰岛素或者磺酰脲类药物的患者,可随身携带糖果、饼干等快速补充血糖的食物,以便血糖较低时随时补充。

第三节

常见训练动作解析

本节所涉及的训练运动图谱均可在图文速查第二部分中查阅。

一 上肢徒手训练

（一）肩环转

第一步：保持肩膀放松，将手抬起。

第二步：双手搭在肩膀上面，上臂围绕肩膀做顺时针或逆时针旋转运动。

参与肌群：三角肌、肩胛提肌、菱形肌，肱二头肌等。

作用：激活肩周肌群。

注意事项：训练时需保持核心收紧，不要挺腹。

（二）肩侧平举画圈

第一步：双手侧平举，掌心向下。

第二步：保持肘关节、腕关节不动，肩关节向前或向后画圈，反复交叉进行。

参与肌群：三角肌、肩胛提肌、菱形肌、肱三头肌等。

作用：激活肩周肌群。

注意事项：训练时需保持核心收紧，不要挺腹。

（三）屈肘夹背

第一步：上臂垂直于身体两侧，肘关节屈曲90°。

第二步：做全关节活动范围的肩关节外旋，感受背部发力。

参与肌群：肩胛下肌、大圆肌、菱形肌、肱二头肌等。

作用：激活背部肌群。

注意事项：训练时需保持核心收紧，不要挺腹，不要耸肩。

（四）下拉运动

第一步：双肩外展至90°，肘关节屈曲90°，掌心向前。

第二步：背部发力，收缩肩胛骨做下拉运动，感受背部发力。

第三步：放松，而后还原至起始姿势。

参与肌群：背阔肌、大圆肌、菱形肌、小圆肌等。

作用：激活背部肌群。

注意事项：训练时需保持核心收紧，不要挺腹，不要耸肩。

(五)体转运动

第一步：双脚与肩同宽站立，双手侧平举。

第二步：水平旋转躯干带动肩膀做90°旋转，两侧交替进行。

参与肌群：三角肌、腹内斜肌、腹外斜肌、腰方肌等。

作用：激活腰腹部肌群。

注意事项：训练时需保持核心收紧，不要挺腹，不要耸肩。

(六)跪姿俯卧撑

第一步：双脚交叉，跪于垫上，腰背挺直，从侧面看身体成一条直线，双手撑于胸部两侧，间距比肩略宽。

第二步：屈臂俯身至肘关节略高于躯干。

第三步：伸臂起身还原至起始姿势。

参与肌群：胸大肌、胸小肌、肱三头肌、腹横肌等。

作用：提高胸部肌群肌力。

注意事项：训练时需保持核心收紧，不要塌腰。

(七)俯卧撑

第一步：挺胸收腹，躯干与腿部保持一条直线，手臂自然伸直垂直于地面，两手略宽于双肩支撑身体，两脚略微分开。

第二步:吸气,屈曲肘部,打开胸部,两手臂与躯干分开(夹角约45°),缓慢降低躯干直至贴近地面(注意避免脊柱过伸)。

第三步:胸部、手臂发力撑起,呼气,回到起始状态,重复练习。

参与肌群:胸大肌、胸小肌、肱三头肌、腹横肌等。

作用:提高胸部肌群肌力。

注意事项:训练时需保持核心收紧,不要塌腰。

二 核心自重训练

(一)蚌式开合

第一步:侧身躺在垫子上,屈髋屈膝,双腿并拢,脚踝和膝盖叠在一起。建议屈髋135°屈膝90°。头靠在手上,上面的手放在前面的地上保持平衡,或者叉在腰上。

第二步:呼气,下膝贴地面,上膝尽可能向上打开,不要向后翻转自己的下背。保持1~3s,感受臀部肌肉的收缩。

第三步:吸气,上膝慢慢落下,双膝并拢,回到起始姿势。重复完成计划的次数后,换一边侧躺,用另一侧腿完成相同的动作。

参与肌群:臀大肌、臀小肌、梨状肌、腹横肌等。

作用:提高髋外旋肌群肌力。

注意事项:训练时需保持核心收紧,保持骨盆中立位,腰部不要扭转。

(二)平板支撑

第一步:俯卧,双肘弯曲支撑在地面上,肩膀和肘关节垂直于地面。

第二步:双脚踩地,身体离开地面,躯干伸直,头部、肩部、胯部和踝部尽可能保持在同一平面,腹肌收紧,盆底肌收紧,脊椎延长,眼睛看向地面,保持均匀呼吸。

参与肌群:腹横肌、腹直肌、腹外斜肌、腹内斜肌等。

作用:提高腰腹部肌群肌力。

注意事项:训练时需保持核心收紧,不要塌腰,臀部不能高于肩部。

(三)臀桥

第一步:仰卧于地面,双脚与肩同宽,膝盖弯曲,脚掌平放在地面上,双臂放在身体两侧,手掌朝下,保持身体稳定。

第二步:用力收缩臀部肌肉,将臀部向上推起,使身体从肩膀到膝盖呈一条直线。保持这个姿势2～3s。

第三步:慢慢放下臀部,回到起始位置。

参与肌群:臀大肌、臀中肌、腘绳肌、腹直肌等。

作用:提高腰臀部肌群肌力。

注意事项:训练时需保持核心收紧,不要挺腹,保持骨盆中立位。

(四)侧平板支撑

第一步:侧躺用手肘支撑,身体成直线。

第二步:收紧核心肌肉,手肘和脚部为支点,腰臀部抬离地面,保持自然呼吸,持续一段时间后可逐渐增加强度。

参与肌群:竖脊肌、多裂肌、腰大肌、腹直肌等。

作用:提高腰臀部肌群肌力。

注意事项:训练时需保持核心收紧,不要挺腹,保持骨盆中立位。

(五)俯卧后踢腿

第一步:俯卧在瑜伽垫上,头颈部放松。

第二步:腹部收紧,臀部发力,膝关节保持伸直,抬起一侧大腿,保持 2s。

第三步:缓慢放下大腿,回到起始姿势,重复数次后,换另一侧重复进行。

参与肌群:臀大肌、臀中肌、腰大肌、腹直肌等。

作用:提高臀部肌群肌力。

注意事项:训练时需保持核心收紧,骨盆紧贴地面,避免腰部用力。

(六)交叉平衡式

第一步:四肢跪姿在瑜伽垫上,双脚打开与髋同宽,双手打开与肩同宽,手臂和膝盖都垂直于地面。

第二步:吸气,右腿向后伸展,保持骨盆的稳定,将左手向前伸直。收紧腹部,在这个位置停留 2s。

第三步:缓慢放下,回到起始姿势,重复数次后换一侧重复进行。

参与肌群:竖脊肌,多裂肌,腹横肌,腹直肌等。

作用:提高腰腹部肌群肌力。

注意事项:训练时需保持核心收紧,不要塌腰,骨盆不要扭转。

三 下肢自重训练

(一)原地高抬腿

第一步:身体略微前倾,类似跑步的姿势,绷紧全身。

第二步:以最快的速度抬起大腿,大腿与小腿尽量呈 90°,

大腿抬起的高度要与地面保持平行,左右两腿交替进行,踩地有力。

参与肌群:髂腰肌,股四头肌,臀中肌、小腿三头肌等。

作用:提高下肢肌耐力。

注意事项:训练时需保持核心收紧,上身保持端正,不要驼背。

(二)单腿髋外展

第一步:站立位,手扶腰或固定物保持身体稳定。

第二步:臀部发力做髋外展动作,保持身体重心稳定,达到一定关节活动范围后停留 2s,然后缓慢放下。

第三步:回到起始位置后,重复前述动作数次,绕后换另一侧进行,过程中注意挺胸收腹,保持目标腿的伸直状态。

参与肌群:臀中肌、臀小肌、腹横肌、臀大肌等。

作用:提高髋外展肌群肌耐力。

注意事项:训练时需保持核心收紧,上身保持端正,避免腰部代偿。

(三)蹲起训练

第一步:双脚与肩同宽,脚尖外展,背部挺直,核心收紧。

第二步:向下蹲,下蹲时臀部向后坐,膝盖与脚尖方向一致,保持背部挺直和重心稳定,下蹲至大腿与地面平行或稍低后起身,注意呼吸控制,下蹲时吸气,起身时呼气。

第三步:回到起始姿势后重复前述动作。

参与肌群:股四头肌,腘绳肌、臀大肌、臀中肌等。

作用:提高臀腿部肌力。

注意事项:训练时需保持核心收紧,上身保持端正,避免塌腰。

(四)弓箭步蹲起训练

第一步：双脚并拢站立，双手叉腰或自然下垂，向前迈出一大步。

第二步：下蹲，使前腿大腿与地面平行，后腿膝盖接近地面，保持背部挺直和核心收紧。

第三步：前腿发力站起，回到起始姿势，换腿重复动作，注意保持身体平衡和膝盖与脚尖的对齐。

参与肌群：股四头肌，腘绳肌，臀大肌、臀中肌等。

作用：提高臀腿部肌力。

注意事项：训练时需保持核心收紧，上身保持端正，避免塌腰。

(五)提踵训练

第一步：站立，双脚与肩同宽，脚尖朝前。缓慢抬起脚跟，踮起脚尖，保持身体平衡。在最高点稍作停顿。

第二步：缓慢放下脚跟，回到起始位置，重复数次。

参与肌群：小腿三头肌，股四头肌，臀大肌、臀中肌等。

作用：提高小腿后部肌力。

注意事项：训练时需保持核心收紧，上身保持端正，避免重心前移。

四　弹力带抗阻训练

(一)弹力带屈肘夹背

第一步：双手握住弹力带，上臂垂直于身体两侧，肘关节屈曲 90°。

第二步：呼气，做肩关节外旋，感受背部发力。

第三步：缓慢放松弹力带，回到起始姿势，重复数次。

参与肌群：肩胛下肌、大圆肌、菱形肌、肱二头肌等。

作用：提高背部肌群肌力。

注意事项：训练时需保持核心收紧，不要挺腹，不要耸肩。

(二)弹力带高位下拉

第一步：两手握住弹力带两端，头略微前倾。双臂伸直放于头顶上方。

第二步：集中背部肌肉力量，下拉弹力带至颈部下方。

第三步：缓慢回放，保持控制，充分伸展背部肌肉，重复前述动作。

参与肌群：背阔肌、大圆肌、菱形肌、小圆肌等。

作用：提高背部肌群肌力。

注意事项：训练时需保持核心收紧，不要挺腹，不要耸肩。

五　器械抗阻训练

(一)高位下拉

第一步：调节好器械配重和位置，坐稳后双手握住两侧把手。

第二步：身体略后仰，下拉把手至锁骨下端，刺激整个背部肌肉。

第三步：缓慢回放至起始姿势，过程中保持背部肌肉紧张重复前述动作。

参与肌群：背阔肌、大圆肌、菱形肌、小圆肌等。

作用：提高背部肌群肌力。

注意事项：训练时需保持核心收紧，不要挺腹，不要耸肩。

(二)飞鸟器械训练

第一步：抓住飞鸟器械手柄，肘部微屈，胸部紧贴器械前壁。

第二步：背部发力做扩胸运动。感受背部发力，打开时呼气。

第三步：吸气，缓慢还原至起始位置，重复前述动作。

参与肌群：菱形肌、肱三头肌、三角肌等。

作用：提高背部肌群肌力。

注意事项：训练时需保持核心收紧，不要挺腹，不要耸肩。

(三)划船器械训练

第一步：坐在划船器上，双脚踩住踏板，胸部靠在前方，双手握住握把。

第二步：呼气，拉动握把至肋骨下方，模拟划船动作。

第三步：吸气，缓慢还原至起始姿势。

参与肌群：菱形肌、肱二头肌、小圆肌等。

作用：提高背部肌群肌力。

注意事项：训练时需保持核心收紧，不要挺腹，不要耸肩。

(四)伸膝器械训练

第一步：坐在腿屈伸器械上，调整座椅高度和靠背角度。

第二步：呼气，缓慢伸直双腿，感受大腿前侧股四头肌的收紧和拉伸，在伸直位置稍作停顿。

第三步：缓慢弯曲双腿回放至起始位置，重复上述动作。

参与肌群：股四头肌、腘绳肌、胫骨前肌等。

作用：提高大腿前侧肌群肌力。

注意事项：训练时需保持核心收紧，不要挺腹。

(五)髋外展器械训练

第一步:坐在髋外展器械上,调整座椅和重量,保持核心收紧。

第二步:呼气,腿部向外展开,感受臀部和大腿外侧肌肉的收缩,在最大位置稍作停顿。

第三步:吸气,缓慢回放至起始位置,保持控制,重复前述动作。

参与肌群:臀中肌、臀小肌、梨状肌等。

作用:提高髋外旋肌群肌力。

注意事项:训练时需保持核心收紧,不要挺腹。

(六)屈膝器械训练

第一步:俯卧在腿弯举器械上,调整重量和位置。

第二步:呼气,弯曲小腿,向上抬起,感受大腿后侧肌肉的收缩。

第三步:吸气,缓慢回放至起始位置,重复前述动作。

参与肌群:腘绳肌、股四头肌、臀大肌等。

作用:提大腿后侧肌群肌力。

注意事项:训练时需保持骨盆紧贴器械,不要抬起臀部。

(七)蹬腿器械训练

第一步:坐在蹬伸器械上,呼气,向前蹬出双腿,感受腿部肌肉的收缩。

第二步:吸气,缓慢回放至起始位置,保持控制,重复前述动作。

参与肌群:股四头肌、腘绳肌、胫骨前肌等。

作用:提高大腿前侧肌群肌力。

注意事项：训练时需保持核心收紧，不要挺腹。

（八）划船器械训练（社区器材）

第一步：坐在划船器上，双脚踩住踏板，双手握住握把。

第二步：呼气，肩胛骨向后收紧带动上臂，拉动握把至两肩胛骨收紧，模拟划船动作。

第三步：吸气，身体前倾，手臂伸直，回放至起始位置，重复前述动作。

参与肌群：菱形肌、肱二头肌、小圆肌等。

作用：提高背部肌群肌力。

注意事项：训练时需保持核心收紧，不要挺腹，不要耸肩。

（九）腰部旋转训练

第一步：双脚站在转盘上面，双手握住把手。

第二步：腹部收紧，用腰腹部力量带动双腿做旋转运动重复前述动作，左右交替进行。

参与肌群：竖脊肌、腹内斜肌、腹外斜肌等。

作用：激活腰腹部肌群。

注意事项：训练时需保持核心收紧，避免脚部移动，动作保持控制，缓慢进行。

（十）上肢绕圈器械训练

第一步：双手握住把手，腹部收紧。

第二步：双手同时进行顺时针或逆时针转动重复前述动作。

参与肌群：三角肌、胸大肌、肱三头肌等。

作用：激活肩部周围肌群。

注意事项：训练时需保持核心收紧，避免躯干晃动，动作保

持控制,缓慢进行。

(十一)卷腹训练(社区器材)

第一步:仰卧,腹部收紧,双手抱头。

第二步:感受腹部发力,呼气,将上背部抬离地面,吸气还原,重复进行。

参与肌群:腹直肌、腹内外斜肌、竖脊肌等。

作用:提高腹部肌群肌力。

注意事项:训练时需保持头部位置,避免头颈部过度用力,动作保持控制,缓慢进行。

六 拉伸训练

(一)斜方肌拉伸

第一步:双腿站立,双手抱于身后。

第二步:头向一侧旋转侧倾,望向斜后下方,感受另一侧上斜方肌被拉伸,两侧交替进行。

参与肌群:斜方肌、斜角肌、颈阔肌等。

作用:缓解斜方肌紧张,保持颈椎正常活动度。

注意事项:训练时需保持头部位置,避免头部前伸,动作保持控制,缓慢进行。

(二)肱二头肌拉伸

第一步:双腿站立,伸直一侧手臂向前,掌心向上。

第二步:另一只手反向握住该手掌,轻轻向身体方向按压肘部,感受肱二头肌被拉伸的感觉,维持一段时间,换另外一边。

参与肌群:肱二头肌、腕屈肌、掌屈肌等。

作用:缓解肱二头肌紧张,保持肘关节正常活动度。

注意事项:训练时需保持躯干端正,核心收紧,避免挺腹。

(三)大腿前侧拉伸(股四头肌拉伸)

第一步:站立,一手扶墙或固定物保持平衡,对侧腿弯曲。

第二步:另一手抓住脚踝,向臀部方向拉伸。感受大腿前侧的拉伸感。维持一段时间,换另外一边。

参与肌群:股四头肌、髂腰肌、臀大肌等。

作用:缓解股四头肌紧张,保持膝关节正常活动度。

注意事项:训练时需保持躯干端正,核心收紧,避免腰部过度前突和腿部外展。

(四)腘绳肌拉伸

第一步:坐姿,一腿伸直,另一腿弯曲,双手压住伸直腿的膝盖上方,避免腿弯曲。

第二步:尽量弯腰向前,足背屈,感受大腿后侧肌肉的拉伸感,维持一段时间,换另外一边。

参与肌群:腘绳肌、小腿三头肌、竖脊肌等。

作用:缓解腘绳肌紧张,保持膝关节正常活动度。

注意事项:训练时需保持核心收紧,弯腰方向正对脚尖,避免腰部扭转。

(五)小腿后侧肌群拉伸(小腿三头肌拉伸)

第一步:站立,一脚向前迈出。

第二步:弯腰前倾,双手将迈出腿的脚尖往回拉,感受小腿后侧肌肉的拉伸,保持拉伸姿势一段时间,换另一侧进行。

参与肌群:小腿三头肌、腘绳肌、竖脊肌等。

作用:缓解小腿三头肌紧张,保持踝关节正常活动度。

注意事项:训练时需保持核心收紧,弯腰方向正对脚尖,避免腰部扭转。

(六)臀部肌群拉伸

第一步:仰卧,左侧腿屈髋屈膝,右腿的脚搭在左侧的大腿上面。

第二步:双手抱住左侧大腿后往回拉,感受右侧臀部肌群被拉伸的感觉,保持拉伸姿势一段时间,换另一侧进行。

参与肌群:臀中肌、臀大肌、阔筋膜张肌等。

作用:缓解臀部肌群紧张,保持髋关节正常活动度。

注意事项:训练时需动作缓慢,拉伸方向正对头顶方向,避免腰部扭转。

(七)腹部肌群拉伸

第一步:俯卧,双手撑在地面上。

第二步:将躯干往后仰,感受腹部拉伸的感觉。

参与肌群:腹直肌、腹横肌、腹内外斜肌等。

作用:缓解腹部肌群紧张,保持腰椎正常活动度。

注意事项:训练时需动作缓慢,拉伸方向正对头顶方向,避免肘关节过伸。

(八)腰方肌拉伸

第一步:双脚交叉站立,左手叉腰。

第二步:右臂外展至头顶,身体往左侧弯曲,感受右侧腰部被拉伸的感觉,保持拉伸姿势一段时间,换另一侧进行。

参与肌群:腰方肌、多裂肌、腹直肌等。

作用:缓解腰部肌群紧张,保持腰椎正常活动度。

注意事项:训练时需动作缓慢,躯干保持在同一平面,避免腰部扭转。

(九)背阔肌拉伸

第一步:跪坐在垫子上,双膝分开与肩同宽,臀部坐在脚后跟上。

第二步:吸气,双手向前伸展,掌心向下。双臂自然向前延伸,掌心贴地,感受背部的拉伸。

参与肌群:背阔肌、竖脊肌、前锯肌等。

作用:缓解背部肌群紧张,保持胸椎正常活动度。

注意事项:训练时需动作缓慢,保持臀部紧贴脚后跟,避免腰部扭转。

七 平衡训练

(一)软垫上单腿站立训练

第一步:双手叉腰,自然站立于软垫上。

第二步:缓慢将一只脚抬离软垫,身体尽量不要晃动,维持一段时间换另一边。

参与肌群:臀中肌、股四头肌、小腿三头肌等。

作用:提高静态平衡能力。

注意事项:训练时需保持核心收紧,脚趾抓牢地面,避免摔倒。

(二)平衡垫上单腿站立训练

第一步:双手叉腰,自然站立于平衡垫上。

第二步:缓慢将一只脚抬离平衡垫,身体尽量不要晃动,维持一段时间换另一边。

参与肌群:臀中肌、股四头肌、小腿三头肌等。

作用:提高静态平衡能力。

注意事项:训练时需保持核心收紧,脚趾抓牢地面,避免摔倒。

八　其他训练

(一)功率自行车训练

第一步:坐在功率自行车上,调整座椅高度和脚踏板位置,双手握住把手,保持稳定。

第二步:开始蹬踏脚踏板,逐渐增加速度至规定速度范围,阻力循序渐进增加。

参与肌群:股四头肌、腘绳肌、小腿三头肌等。

作用:提高有氧运动能力。

注意事项:训练时需保持核心收紧,躯干端正,避免剧烈晃动。

(二)椭圆机训练

第一步:站在椭圆机上,调整步伐长度和阻力,双手握住把手,保持稳定。

第二步:开始踩动踏板进行椭圆运动,模拟跑步或步行动作。

参与肌群:股四头肌、腘绳肌、小腿三头肌等。

作用:提高有氧运动能力。

注意事项:训练时需保持核心收紧,躯干端正,避免剧烈晃动。

第四节

运动康复范例

一 居家锻炼

(一)范例一

患者男性,53 岁,糖尿病病史 5 年,同时伴有冠状动脉狭窄。无氧阈心率为 116 次 /min,60s 固定负荷负重屈肘个数为 27 个,60s 座椅试验值为 35 个。由于需要接送孙子上下学,因此希望在家锻炼,控制血糖。根据以上情况,给该患者的运动方案建议见表 6-4-1。

表 6-4-1　范例一居家锻炼运动方案

名称	动作	强度	频率
热身活动	肩环转,肩侧平举画圈,体转运动,原地高抬腿,蹲起训练,提踵训练	正反向各 20 次或共 30 次	每周 5 次
有氧运动	往返快步走	每次 20min;心率保持在 108 ~ 115 次 /min 之间	每周 5 次
抗阻运动	弹力带屈肘夹背;弹力带高位下拉;跪姿俯卧撑;蚌式开合;蹲起训练	每次 3 组;每组 12 次	每周 3 次
其他运动	背阔肌拉伸;大腿前侧拉伸;小腿后侧肌群拉伸;臀部肌群拉伸	每次 3 组,每组 20 ~ 30s	每周 5 次
	软垫上单腿站立训练	每次 5 组,每组尽可能保持,直到无法保持动作	

(二)范例二

患者男性,43 岁,糖尿病病史 2 年,无其他基础疾病,体重较重。无氧阈心率为 128 次 /min,60s 固定负荷负重屈肘个数为 36 个,60s 座椅试验值为 50 个。工作繁忙,因此希望在家锻炼,控制血糖。根据以上情况,给该患者的运动方案建议见表 6-4-2。

表6-4-2　范例二居家锻炼运动方案

名称	动作	强度	频率
热身活动	肩环转,肩侧平举画圈,体转运动,原地高抬腿,半蹲训练,提踵训练	正反向各 30 次或共 30 次	每周 5 次
有氧运动	原地高抬腿	20min,心率保持在 120 ~ 126 次 /min 之间	每周 5 次
抗阻运动	弹力带屈肘夹背;弹力带高位下拉;俯卧撑;平板支撑;臀桥(负重 15kg);蚌式开合;蹲起训练;弓箭步蹲起训练	每次 4 组;每组 15 次	每周 3 次
其他运动	背阔肌拉伸;大腿前侧拉伸;小腿后侧肌群拉伸;臀部肌群拉伸	每次 3 组,每组 20 ~ 30s	每周 5 次
	软垫上单腿站立训练	每次 5 组,每组尽可能保持,直到无法保持动作	

(三)范例三

患者女性,56 岁,糖尿病病史 6 年,有高脂血症。无氧阈心率为 120 次 /min,60s 固定负荷负重屈肘个数为 24 个,60s 座椅试验值为 43 个。退休,在家照顾孙女,因此希望在家锻炼,控制血糖,根据以上情况,给该患者的运动方案建议见表 6-4-3。

表 6-4-3　范例三居家锻炼运动方案

名称	动作	强度	频率
热身活动	肩环转,肩侧平举画圈,体转运动,原地高抬腿,半蹲训练,提踵训练	正反向各 20 次或共 30 次	每周 5 次
有氧运动	健身操(无跑跳动作)	每次 20min;心率保持在 112～118 次/min 之间	每周 5 次
抗阻运动	弹力带屈肘夹背;弹力带高位下拉;跪姿俯卧撑;臀桥;蚌式开合;蹲起训练	每次 3 组;每组 12 次	每周 3 次
其他运动	背阔肌拉伸;大腿前侧拉伸;小腿后侧肌群拉伸;臀部肌群拉伸	每次 3 组,每组 20～30s	每周 5 次
	软垫上单腿站立训练	每次 5 组,每组尽可能保持,直到无法保持动作	

二　治疗中心锻炼范例

患者男性,61 岁,糖尿病病史 8 年,同时合并有高血压。无氧阈心率为 110 次/min,60s 固定负荷负重屈肘个数为 25 个,60s 座椅试验值为 32 个。已经退休,时间充足,希望通过治疗中心的系统训练,掌握基本的运动方法和方案,养成良好的运动习惯,控制血糖稳定,根据以上情况,给该患者的运动方案建议见表 6-4-4。

表 6-4-4　三分化训练

名称	日期	动作	强度	频率
热身活动	第一天	上肢抗阻训练	10min,主观用力等级为轻松	每周 6 次
	第二天	功率自行车		
	第三天	椭圆机训练		

续表

名称	日期	动作	强度	频率
有氧运动	第一、三天	功率自行车	20min；阻力为 50 瓦 *，心率保持在 102 ~ 108 次 /min 之间	每周 6 次
	第二天	跑步机上快步走	坡度为 5°，速度为 4.5km/h，心率保持在 102 ~ 108 次 /min 之间（无氧阈心率为 110 次 /min）	
抗阻运动	第一天	弹力带屈肘夹背；弹力带高位下拉；划船器械训练；高位下拉；飞鸟器械训练	12 次 ×3 组；12 次 ×3 组；5kg（或 12RM）× 12 次 ×3 组；15kg（或 12RM）× 12 次 ×3 组；5kg（或 12RM）× 12 次 ×3 组	每周 6 次
	第二天	下蹲训练；伸膝器械训练；髋外展器械训练；屈膝器械训练	15 次 ×3 组；10kg（或 12RM）× 12 次 ×3 组；20kg（或 12RM）× 12 次 ×3 组；5kg（或 12RM）× 12 次 ×3 组	
	第三天	俯卧撑；卷腹训练；反卷腹训练；臀桥训练；侧平板支撑；平板支撑；俯卧后踢腿	8 次 ×3 组；12 次 ×3 组；12 次 ×3 组；12 次 ×3 组；15s×3 组；20s×3 组；15 次 ×3 组	
其他运动	第一天	背阔肌拉伸；斜方肌拉伸；肱二头肌拉伸	每次 3 组，每组 20 ~ 30s	每周 6 次
	第二天	股四头肌拉伸；臀部肌群拉伸；腘绳肌拉伸；小腿三头肌拉伸		
	第三天	腹部肌群拉伸；腰方肌拉伸；臀部肌群拉伸		

续表

名称	日期	动作	强度	频率
其他运动	第二天	平衡垫上单腿站立训练	每次 5 组,每组尽可能保持,直到无法保持动作	
	第三天	交叉平衡式		

注:三分化,即将全身主要肌群分成三组进行抗阻训练,目的是预防肌肉疲劳,提高运动效率。

*使用时,要求患者恒定转速蹬,功率与阻力成正比,由于设备不显示直接阻力数值,所以一般用瓦数来确定阻力大小。

三 健身房锻炼

患者女性,50 岁,糖尿病病史 3 年,无其他基础疾病。无氧阈心率为 120 次 /min,60s 固定负荷负重屈肘个数为 31 个,60s 座椅试验值为 40 个。只能下班时间锻炼,希望通过系统健身房训练,养成良好的运动习惯,控制血糖稳定,根据以上情况,给该患者的运动方案建议见表 6-4-5。

表 6-4-5 患者健身房运动方案

名称	动作	强度	频率
热身活动	肩环转;屈肘夹背;下拉运动;体转运动;原地高抬腿;半蹲训练;提踵训练	正反向各 30 次或共 30 次	每周5 次
有氧运动	功率自行车(或者椭圆机)	25min,心率保持在 108 ~ 116 次 /min 之间	每周5 次
抗阻运动	弹力带屈肘夹背;弹力带高位下拉;划船器械训练;高位下拉;飞鸟器械训练;伸膝器械训练;髋外展器械训练;屈膝器械训练	12 次 ×3 组;12 次 ×3 组;5kg(或 12RM)×12 次 ×3 组;15kg(或 12RM)×12 次 ×3 组;5kg(或 12RM)×12 次 ×3 组;10kg(或 12RM)×12 次 ×3 组;20kg(或 12RM)×12 次 ×3 组;5kg(12RM)×12 次 ×3 组	每周3 次

续表

名称	动作	强度	频率
其他运动	背阔肌拉伸；斜方肌拉伸；肱二头肌拉伸；股四头肌拉伸；臀部肌群拉伸；腘绳肌拉伸；小腿三头肌拉伸	每次3组，每组20～30s	每周5次
	平衡垫上单腿站立训练	每次5组，每组尽可能保持，直到无法保持动作	

四 户外锻炼

患者女性，56岁，糖尿病病史1年，有肩袖损伤病史。无氧阈心率为110次/min，60s固定负荷负重屈肘个数为26个，60s座椅试验值为36个。喜爱户外运动，希望通过户外锻炼降低血糖，控制血糖，根据以上情况，给该患者的户外运动训练建议见表6-4-6。

表6-4-6 患者户外运动训练建议

名称	动作	强度	频率
热身活动	肩环转，肩侧平举画圈，体转运动，原地高抬腿，半蹲训练，提踵训练	正反向各30次或共30次	每周5次
有氧运动	骑自行车上缓坡	30min，心率保持在102～108次/min	每周5次
抗阻运动	弹力带屈肘夹背；弹力带高位下拉；跪姿俯卧撑；单腿髋外展训练；蹲起训练	每次3组；每组15次	每周3次
其他运动	背阔肌拉伸；大腿前侧拉伸；小腿后侧肌群拉伸；臀部肌群拉伸	每次3组；每组20～30s	每周5次

五　社区锻炼

　　患者女性,62 岁,糖尿病病程 3 年,无其他基础疾病。无氧阈心率为 118 次/min,60s 固定负荷负重屈肘个数为 28 个,60s 座椅试验值为 36 个。由于需要在家带孙子,平时多在社区活动,小区有大众健身设施,希望通过在社区锻炼达到控制血糖的目的,根据以上情况,给该患者的运动方案建议见表 6-4-7。

表 6-4-7　患者社区锻炼运动方案建议

名称	动作	强度	频率
热身活动	肩环转,肩侧平举画圈,体转运动,原地高抬腿,半蹲训练,提踵训练	正反向各 30 次或共 30 次	每周 5 次
有氧运动	椭圆机运动	25min,心率保持在 108 ~ 118 次/min	每周 5 次
抗阻运动	蹬腿器械训练;划船器械训练;腰部旋转训练;上肢绕圈器械训练,卷腹训练	每次 4 组;每组 15 次	每周 3 次
其他运动	背阔肌拉伸;大腿前侧拉伸;小腿后侧肌群拉伸;臀部肌群拉伸	每次 3 组,每组 20 ~ 30s	每周 5 次

第七章

糖尿病康复中的膳食、心理与睡眠

第一节

膳食与血糖的关系

一　膳食对血糖的影响

　　血糖水平取决于许多因素,包括总碳水化合物的摄入量、碳水化合物类型、淀粉类型、食物制备(即糊化)、食物中的其他宏量营养素(即脂肪、蛋白质、纤维),以及生理有机功能(胃、胰腺和肠内水解、胃排空、肠道营养物质的吸收速率等)。食用能够减少血糖波动的食物是治疗餐后高血糖、高胰岛素血症和胰岛素分泌不足的关键饮食策略之一。建议食用高纤维、碳水化合物含量低易吸收、富含蛋白质的食物,这类食物的特点是血糖负荷低,且在胃内消化速率较慢,可降低胰岛素需求和餐后血糖波动,并减少饥饿感和食欲。

二　机体对血糖水平的调控

　　机体主要是通过胰腺分泌胰岛素和胰高血糖素来调节血糖水平,其中胰岛素的作用更受关注。当一个人的胰腺功能正常时,正常量的膳食对血糖的影响是有限、可控的。当人体的胰岛细胞分泌胰岛素的功能减弱,调控血糖的能力降低,或者同时兼有机体对胰岛素的敏感性降低时,人体对于膳食引起的血糖升高无法有效调节,糖尿病就会随之而来。而血糖水平的波动,对身体各个系统都将产生广泛影响。因此,糖尿病患者自身无

法有效应对膳食导致的血糖水平波动及相应的身体变化,必须用药物或者其他方式来帮助调控血糖水平。除了药物,糖尿病患者还必须从膳食上配合调控,例如少吃多餐。少吃,可以让血糖水平峰值降低且维持时间缩短;多餐,可以让血糖曲线较为平缓,血糖值相对比较平稳,对机体的"冲击"也就比较小了。

第二节

糖尿病的膳食目标

一 养成和建立合理膳食习惯

膳食管理是糖尿病患者血糖控制的核心。糖尿病患者应遵循平衡膳食的原则,做到食物多样、主食定量、蔬果奶豆丰富、少油、少盐、少糖,在控制血糖的同时,保证每日能量适宜和营养素摄入充足。

食物多样是实现合理膳食均衡营养的基础。合理膳食应由五大类食物组成:第一类为谷薯类,包括谷类(含全谷物)、薯类与杂豆;第二类为蔬菜和水果;第三类为动物性食物,包括畜、禽、鱼、蛋、奶;第四类为大豆类和坚果;第五类为烹调油和盐。糖尿病患者应该保持食物多样,膳食丰富多彩,保证营养素摄入全面和充足,少油少盐,限糖限酒。

合理膳食是指在平衡膳食基础上,以控制血糖为目标,调整优化食物种类和重量,以满足自身健康需要。主食要定量,碳水化合物主要来源以全谷物、各种豆类、蔬菜等为好,水果要

限量;餐餐都应有蔬菜,每天应达 500g,其中深色蔬菜占一半以上;每天都应食用奶类和大豆,常吃鱼、禽,适量蛋和畜肉;减少肥肉摄入,少吃烟熏、烘烤、腌制等加工肉类制品,控制盐、糖和油的使用量。

饮食营养治疗是强化生活方式干预缓解 2 型糖尿病的方案之一。《2 型糖尿病缓解中国专家共识》对 2 型糖尿病饮食营养治疗建议:优先推荐阶段性极低能量饮食帮助患者快速缓解 2 型糖尿病;其次是限能量饮食、低碳水饮食、高蛋白饮食等配合运动,有助于减轻及缓解早期 2 型糖尿病;在治疗过程中辅以控糖食品、半代餐等提升饱腹感,延缓碳水化合物吸收速度,起到辅助控糖的作用。

二　控制体重和预防消瘦

体重是反映一段时间内膳食状况和人体健康状况的客观指标,也是影响糖尿病发生发展的重要指标。膳食能量是体重管理和血糖控制的核心。能量的需要量与年龄、性别、体重以及身体活动量等有关,也可根据体重估算。根据《成人肥胖食养指南(2024 版)》,据身高(cm) － 105 的公式计算出理想体重(kg),再乘以能量系数 15 ～ 35kcal/kg(一般卧床者 15kcal/kg、轻体力活动者 20 ～ 25kcal/kg、中体力活动者 30kcal/kg、重体力活动者 35kcal/kg),计算成人个体化的一日能量。例如一个 60kg 轻体力活动的成年女性,其每天能量需要量在 1 500 ～ 1 800kcal 之间。推荐糖尿病患者膳食能量的宏量营养素占总能量比例为:蛋白质 15% ～ 20%、碳水化合物 45% ～ 60%、脂肪 20% ～ 35%。膳食能量来自谷物、油脂、肉类、蛋类、奶类、坚果、水果、蔬菜等食物。糖尿病患者能量需求水平因人因血糖调节能力而异,应咨

询临床医生和营养师来帮助确定全天的能量摄入量,制订个性化的膳食管理、血糖和体重控制方案。

糖尿病患者要特别注重保持体重在理想范围内,降低疾病的发生发展风险。根据《成人肥胖食养指南(2024 版)》推荐,我国成人健康体重的体重指数应保持在 18.5 ～ 23.9kg/m^2 之间。从年龄和降低死亡风险考虑,65 岁以上老年人可适当增加体重。

超重及肥胖的糖尿病患者在减重后可以降低胰岛素抵抗,改善血糖控制。超重及肥胖的 2 型糖尿病患者减重 3% ～ 5%,就能收获有临床意义的健康益处。建议超重及肥胖的糖尿病患者按照每个月减少 1 ～ 2kg 的速度,3 ～ 6 个月减少体重 5% ～ 10%。糖尿病患者由于机体的胰岛素绝对或相对缺乏,不能充分发挥促进糖原、蛋白质和脂肪合成,抑制其分解的作用,血糖控制不佳的同时也容易出现体内脂肪和蛋白质分解过多,体重下降,甚至出现消瘦。合并消瘦或营养不良的患者,应在营养师的指导下,通过增加膳食能量、蛋白质的供给,结合抗阻运动,增加体重,达到和维持理想体重。老龄患者应特别注意预防肌肉衰减并保持健康体重。

三　优选全谷物和低血糖指数食物

碳水化合物的种类和数量,是影响餐后血糖最重要的营养因素。学习食物中碳水化合物的含量和互换,规律进餐,是糖尿病患者认识和掌握食物、药物和血糖反应关系的关键措施,是整体膳食合理规划和调整的重点。

主食定量指的是每天摄入的主食量应该有一个合理的控制。这个控制基于个人的体重、活动量等因素进行适当调整。

具体来说,主食定量意味着在日常饮食中,应该根据个人的具体情况来确定每天应该摄入多少主食,以确保既能满足身体的能量需求,又能避免摄入过多或过少的主食。

建议糖尿病患者碳水化合物提供的能量占总能量比例为45% ~ 60%;以成年人(1 800 ~ 2 000kcal)为例,相当于一天碳水化合物的总量为200 ~ 300g。但是当初诊或血糖控制不佳时,建议咨询临床医师或营养师给予个性化指导,调整膳食中碳水化合物量,以降低血糖水平或降糖药物的使用。血糖水平是碳水化合物、运动、膳食结构、空腹时间等的综合反映。碳水化合物供能比过低,并不能得到更好的长久健康效益。应经常监测血糖来确定机体对膳食,特别是主食类食物的反应,并及时规划调整。对零食中的谷类食物、水果、坚果等,也应该查看营养成分表中碳水化合物的含量,并计入全天摄入量。同时,调整进餐顺序对控制血糖有利,养成先吃菜,最后吃主食的习惯。

在选择主食时,可参考血糖指数(glycemic index,GI)与血糖负荷(glycemic load,GL)两个参数。GI 是衡量食物引起餐后血糖反应的指标,它表示含 50g 可利用碳水化合物的食物在一定时间内引起的血糖反应与相当量的标准食品(通常为葡萄糖50g)引起的血糖反应比值,科学家们用这个食物引起的血糖曲线下的面积来计算 GI 值,面积大,曲线高,对血糖的影响就大,见表 7-2-1。

提倡选择低 GI 的主食。高 GI 的食物,进入胃肠后消化快,吸收完全,葡萄糖迅速进入血液,导致血糖大幅度上升。而低 GI 的食物在胃肠内停留时间长,消化吸收缓慢,葡萄糖进入血液后峰值低,下降速度慢,可减少餐后血糖波动,有助于血糖控制。

表 7-2-1　食物血糖指数（GI）

低 GI 食物	GI 小于 55，升糖速度慢，食用后血糖平稳
中等 GI 食物	介于两者之间（55 ≤ GI ≤ 70）
高 GI 食物	GI 大于 70，升糖速度快，食用后血糖波动大

　　GL 是将摄入碳水化合物的"质"和"量"结合起来，以评价膳食总体对血糖效应影响的指标。GL 能够用来评估摄入一定量某种食物对人体血糖影响的幅度，也就是衡量摄入某种食物后，机体的血糖到底能升多高，其具体关系可见表 7-2-2。GL 作为 GI 的"升级版"，是将 GI 值与食物消化过程中摄入的可利用碳水化合物含量相结合，描述其对血糖的综合效应。与 GI 相比，GL 更加全面。

表 7-2-2　食物血糖负荷（GL）

高 GL	GL ≥ 20，表示对血糖影响较大
中 GL	10 < GL < 20，表示对血糖影响中等
低 GL	GL ≤ 10，表示对血糖影响较小

　　"不吃或少吃主食可以更好地控制血糖"这种说法是错误的。虽然不吃主食可以减少碳水化合物的摄入量，降低血糖上升水平，但这并不是正确的膳食方法，并不建议通过不吃主食的方法控制血糖。因为不吃主食会影响其他营养物质的摄入量，反而会导致血糖水平不稳定。

　　主食定量，不宜过多，多选全谷物和低 GI 食物；其中全谷物和杂豆类等低 GI 食物，应占主食的 1/3 以上。

　　全谷物、杂豆类、蔬菜等富含膳食纤维、植物化学物，GI 较低，含有丰富的维生素 B_1、维生素 B_2 以及钾、镁等矿物质，更耐

饥饿,可有效减缓餐后血糖波动。胃肠功能弱的老年糖尿病患者,在富含膳食纤维的全谷物选择上,要注意烹饪方法和用量,降低消化道负担。

表 7-2-3 至 7-2-10 为常见食物的 GI 情况,以供读者参考(■代表高 GI 食物;■代表中等 GI 食物;■代表低 GI 食物)。

表 7-2-3　米

米	GI
糙米(煮)	87.0
大米饭	83.2
小米(煮)	71.0

表 7-2-4　馒头

馒头	GI
馒头(富强粉)	88.1
荞麦面馒头	66.7
二合面馒头(玉米面＋面粉)	64.9

表 7-2-5　面条

面条	GI
牛肉面	88.6
面条(小麦粉)	81.6
玉米面(粗粉,煮)	68.0
黄豆挂面	66.6
荞麦面条	59.3
面条(硬质小麦粉,细)	55.0
荞麦方便面	53.2
面条(硬质小麦粉,加鸡蛋,粗)	49.0

续表

面条	GI
面条(小麦粉,硬,扁,粗)	46.0
通心面(管状,粗)	45.0
面条(白,细,煮)	41.0
面条(全麦粉,细)	37.0
线面条(实心,细)	35.0
面条(强化蛋白质,细,煮)	27.0

表 7-2-6 面包

面包	GI
棍子面包	90.0
白面包	87.9
面包(全麦粉)	69.0
面包(小麦粉,高纤维)	68.0
新月形面包	67.0
面包(80% ~ 100% 大麦粒)	66.0
面包(黑麦粉)	65.0
面包(80% 燕麦粒)	65.0
面包(粗面粉)	64.0
面包(50% ~ 80% 碎小麦粒)	52.0
面包(黑麦粒)	50.0

表 7-2-7 马铃薯

马铃薯	GI
马铃薯(烧烤,无油脂)	85.0
马铃薯(用微波炉烤)	82.0
马铃薯泥	73.0
马铃薯(煮)	66.4

续表

马铃薯	GI
马铃薯(蒸)	65.0
马铃薯片(油炸)	60.3
马铃薯粉条	13.6

表 7-2-8　水果

水果	GI
菠萝蜜	75.0
西瓜	72.0
菠萝	66.0
杏(罐头,含淡味果汁)	64.0
葡萄干	64.0
桃(罐头,含糖浓度高)	58.0
巴婆果	58.0
葡萄(淡黄色,小,无核)	56.0
杧果	55.0
芭蕉(板蕉)	53.0
桃(罐头,含糖浓度低)	52.0
猕猴桃	52.0
香蕉	52.0
葡萄	43.0
柑	43.0
苹果	36.0
梨	36.0
杏干	31.0
桃(罐头,含果汁)	30.0
香蕉(生)	30.0
桃	28.0

续表

水果	GI
柚	25.0
李子	24.0
樱桃	22.0

表 7-2-9　饮料

饮料	GI
橙汁汽水	66.0
冰激凌	61.0
橘子汁	57.0
冰激凌（低脂）	50.0
柚子果汁（不加糖）	48.0
菠萝汁（不加糖）	46.0
苹果汁	41.0
可乐饮料	40.3
椰汁	40.0

表 7-2-10　肉类

肉类	GI
猪肉	48.0
鹅肉	46.0
牛肉	46.0
鸡胸肉	46.0
羊肉	45.0
鸭肉	45.0
虾	40.0
鲫鱼	40.0
三文鱼	27.6

表 7-2-11 至 7-2-17 为每 100g 食物含有的热量、碳水化合物含量及对应的 GL 值，以供参考（ 代表高 GL 食物； 代表中等 GL 食物； 代表低 GL 食物）。

表 7-2-11　谷类及其制品

谷类及其制品			
食物	热量 /kcal	碳水化合物 /g	GL
糯米饭	350	78.3	68.1
黑米	341	72.2	57.8
米线	356	81.5	57.1
面条	286	61.9	50.5
油条	388	51.0	50.5
烧饼	298	62.7	49.5
烙饼	259	52.9	41.4
馒头	223	47.0	41.4
花卷	214	45.6	40.1
荞麦	337	43.0	39.4
粉条	339	84.2	26.1
粉丝	338	83.7	25.9
米饭	116	25.9	21.5
薏米	361	71.1	21.3
土豆	77	17.2	10.7
大米粥	47	9.9	6.9
小米粥	46	8.4	5.2
玉米	112	22.8	2.7

表 7-2-12 水果类

水果类			
食物	热量 /kcal	碳水化合物 /g	GL
干枣	276	67.8	69.8
芭蕉	115	28.9	15.0
猕猴桃	61	14.5	7.7
菠萝	44	10.8	7.1
蓝莓	57	14.5	5.4
杏	38	9.1	5.2
苹果	54	13.5	4.9
橙子	48	11.1	4.8
梨	50	13.3	4.8
杧果	35	8.3	4.6
葡萄	44	10.3	4.4
哈密瓜	34	7.9	4.4
番石榴	53	14.2	4.4
砂糖橘	45	10.3	4.4
西瓜	26	5.8	4.2
柠檬	48	11.1	3.8
甜瓜	27	6.2	3.5
火龙果	59	13.9	3.5
桃	51	12.2	3.4
柚子	42	9.5	2.4
樱桃	46	10.2	2.2
草莓	32	7.1	2.1
李子	38	8.7	2.1

表 7-2-13　速食食品

速食食品			
食物	热量 /kcal	碳水化合物 /g	GL
苏打饼干	408	76.2	54.9
蛋糕	348	67.1	53.7
面包	313	58.6	51.5
饼干	435	71.7	50.2
麦片	368	67.3	46.4
蛋黄酥	388	76.9	45.4
麻花	527	53.4	42.7
汤圆	311	44.2	38.5
粽子	278	40.8	35.5
炒年糕	154	34.7	30.2
薯片	615	41.9	25.3
凉面	167	33.3	18.3
热干面	153	28.7	15.8
菜包子	223	29.1	11.4
肉包子	227	28.6	11.2
小笼包	219	25.9	10.1
馄饨	250	34.4	9.6
饺子	253	31.0	8.7
八宝粥	70	12.5	5.2

表 7-2-14　豆类及其制品

豆类及其制品			
食物	热量 /kcal	碳水化合物 /g	GL
豆腐花	401	84.3	42.20

豆类及其制品			
食物	热量 /kcal	碳水化合物 /g	GL
扁豆	339	61.9	23.50
绿豆面	1 427	65.8	22.00
黄豆	390	34.2	17.10
绿豆	329	62.0	16.90
红腐乳	151	7.6	3.80
豆腐干	142	11.5	2.70
豆腐	82	4.2	2.10
豆奶	30	1.8	0.90
豆浆	16	1.1	0.55

表 7-2-15　糖类

糖类			
食物	热量 /kcal	碳水化合物 /g	GL
葡萄糖	400.0	100.0	100.0
麦芽糖	331.0	82.0	86.1
绵白糖	396.0	98.9	82.9
方糖	400.0	99.9	82.9
冰糖	397.0	99.3	82.4
红糖	389.0	96.6	80.2
奶糖	407.0	84.5	59.1
蜂蜜	321.0	75.6	55.2
酥糖	444.0	75.6	52.9
巧克力	589.0	53.4	26.2
冰淇淋	127.0	17.3	8.7

表 7-2-16　薯类、淀粉及其制品

薯类、淀粉及其制品			
食物	热量 /kcal	碳水化合物 /g	GL
藕粉	373	93.0	30.3
豌豆粉丝	368	91.7	19.0
甘薯	102	24.7	13.3
马铃薯	77	17.2	10.7

表 7-2-17　肉类

肉类			
食物	热量 /kcal	碳水化合物 /g	GL
虾	93	2.8	1.120
牛肉（里脊肉）	107	2.4	1.104
猪肉（里脊肉）	155	0.7	0.336
鸡胸肉	118	0.6	0.276
羊肉（里脊肉）	103	0.2	0.090

四　预防和延缓并发症

　　糖尿病患者应该清淡饮食，控制油、盐、糖用量，每天适合吃 3 ~ 6g 以内的盐，25 ~ 30g 以内的植物油，同时不饮酒。

　　烹调油或肥肉摄入过多，会导致膳食总能量过高，从而引起超重及肥胖，对血糖、血脂、血压等代谢指标的控制均不利。食盐摄入过多可增加高血压、脑卒中等疾病的发生风险。

五　合理选择应用食药物质

　　中医食养是以中医理论为基本指导，以性味较为平和的食

物及食药物质,通过"扶正"与"纠偏",使人体达到"阴平阳秘"的健康状态。坚持辨证施膳的原则,因人、因时、因地制宜。

中医认为食物具有"四气""五味""归经"和"升降沉浮"等属性。"四气"是指食物具有寒、热、温、凉四种不同的性质,寒凉食物可以清热,但易伤阳;温热食物可以祛寒,但易伤阴,强调寒热温凉阴阳平衡。"五味"包括酸味、苦味、甘味、辛味、咸味。酸味入肝,苦味入心,甘味入脾,辛味入肺,咸味入肾,在食养之时,要五味调和。

中医学自古以来就有"药食同源"的理论,可以把日常膳食和传统中医养生食谱相结合。按照中医辨证论治原则,阴虚热盛证采用具有养阴清热作用的食药物质,如桑叶、决明子、莲子等;气阴两虚证采用具有益气养阴作用的食药物质,如桑椹、枸杞子、葛根等;阴阳两虚证可选用山药、茯苓、肉桂等。

六　促进餐后血糖稳定

进餐规律,定时定量,是维持血糖平稳的基础。规律进餐是指一日三餐及加餐的时间相对固定。定时定量进餐,可避免过度饥饿引起的饱食中枢反应迟钝而导致的进食过量。不暴饮暴食,不随意进食零食、饮料,不过多聚餐,减少餐次。不论在家或在外就餐,根据个人的生理条件和身体活动量,应该膳食有节、科学配置,进行标准化、定量的营养配餐,合理计划餐次和能量分配来安排全天膳食,形成良好膳食习惯。

是否需要加餐、什么时间加餐,以及选择何种零食,应根据患者具体血糖波动的特点来决定。对于病程长、血糖控制不佳、注射胰岛素的 2 型糖尿病患者,应进行血糖监测,可根据实际情况适当加餐,以预防低血糖的发生。对于消瘦的糖尿病患者及

妊娠糖尿病患者,也可适当安排加餐或零食,以预防低血糖的发生,增加能量摄入,增加体重。

七 提高血糖控制能力

有效管理和控制血糖平稳,很大程度上取决于糖尿病患者的自我管理能力。糖尿病管理需要采取综合性措施,结合患者的病程、病情和行为改变特点等,兼具个性化和多样性。

糖尿病患者需要切实重视、学习糖尿病知识和自我管理技能,包括膳食调理、规律运动、监测血糖、遵医嘱用药、胰岛素注射技术,以及低血糖预防和处理等。糖尿病患者应将营养配餐、合理烹饪、运动管理和血糖监测作为基本技能,了解食物中碳水化合物含量和 GI 值,学习食物交换份的使用,把自我行为管理融入日常生活中。

食物交换份是将食物按照类别、营养特征分类,按照所提供能量或某营养成分相近的原则,进行同类食物之间交换的质量换算表。在已有的膳食设计或新建的配餐方法的基础上,根据各类食物交换表,可确定食物种类及所需质量,便于做好不同能量需求下的合理膳食搭配。

中国营养学会发布最新版本《食物交换份》团体标准(T/CNSS 020—2023),把食物分为谷薯杂豆类、蔬菜类、水果类、肉蛋水产品类、坚果类、大豆乳及制品类、油脂类及调味料,共 8 类。

每份食物指的是相当于提供 90kcal 能量的食物质量。每份调味料指的是相当于提供 1g 盐或 400mg 钠的质量。

糖尿病患者应与临床经验丰富的营养师和医师团队建立咨询和随访关系,主动进行定期的咨询,接受个性化的营养教育、膳食指导,以促进技能获取和营养治疗方案有效实施,并改善自

我健康状况和临床结局。特别是在初诊、年度检查和 / 或未达到治疗目标、疾病或环境变化时,应及时就诊或咨询。

营养咨询应包括膳食评估和膳食调整、营养状况评估和营养诊断,以及营养处方、运动处方的制订等。糖尿病患者应在临床医师和营养师的帮助下,适时调整膳食、运动、行为,以及用药量等方案,保持健康的生活方式,预防并发症发生。

第三节

膳食营养要素

一 控制总热量

由于胰岛功能障碍导致胰岛素分泌不足,糖尿病患者需要控制每日总热量。摄入过多的热量会使血糖浓度持续升高,并影响各器官,引起并发症。糖尿病患者应通过科学膳食,合理安排每日食物摄入的种类和数量,一方面享受健康美食,另一方面能减轻胰岛负担,控制体重在合理范围内,有助于血糖达标。

合理安排每日膳食总热量是科学膳食的关键内容之一,具体做法如下。

第一步:计算理想体重,理想体重(kg)可以用 [实际身高(cm) - 105] 进行粗略的估算,然后根据公式:(目前体重 - 理想体重)÷ 理想体重 ×100%,判断体重是否正常(参考范围:≥ 20% 为肥胖;> 10% 为超重;± 10% 为正常体重;< - 10% 为偏瘦;≤ - 20% 为消瘦)。

第二步:根据每日活动强度确定所需热量标准(表7-3-1)。

表7-3-1　每日活动强度所需热量标准

劳动强度	举例	每千克理想体重一日所需热量 /kcal		
		消瘦	正常*	肥胖
卧床休息	—	20 ~ 25	15 ~ 20	15
轻体力劳动	办公室职员、教师、售货员、从事简单家务的人群	35	30	20 ~ 25
中体力劳动	学生、司机、外科医生、体育教师、从事一般农活的务农工作者	40	35	30
重体力劳动	建筑工、搬运工、冶炼工、从事重的农活的务农工作者、运动员、舞蹈者	45	40	35

注:* 包括偏瘦、体重正常和超重三种情况。

第三步:计算每日合适的总热量,计算公式如下:

每日所需要的总热量 = 理想体重 × 每千克理想体重一日所需热量

示例:

王先生,45岁,从事办公室工作,身高170cm,体重为80kg。

第一步:计算理想体重和体型。王先生的理想体重为170 − 105 = 65(kg);体型计算结果为(80 − 65)÷ 65 × 100% = 23%,属于肥胖。

第二步:王先生从事办公室工作,属于轻体力劳动,查表获得其每千克理想体重一日所需的热量为:20 ~ 25kcal。

第三步:王先生每日所需总热量 = 理想体重 × 每千克理想

体重一日所需热量 = $65 \times (20 \sim 25) = 1\,300 \sim 1\,625$kcal。

二 选择分量合适的优质主食

(一)主食定量,按需摄入

主食是膳食中占主要地位的食物,是大米、面粉及各种杂粮的总称。谷物作为主食是我国居民的主要食物来源,也是影响糖尿病患者能量摄入及餐后血糖控制的最重要因素。糖尿病患者主食摄入量因人而异,应综合考虑患者的生理状况、营养状况、体力活动强度、血糖控制水平、胰岛功能以及用药情况等因素,在临床医师和营养师的专业指导下,进行个体化设计,制订定量的膳食治疗方案。

(二)全谷物、杂豆类宜占主食摄入量的 1/3

全谷物是未经精细加工或虽经碾磨 / 粉碎 / 压片等方式处理后,仍保留了完整谷粒所具有的胚乳、胚芽、麸皮等组成及其他天然营养成分的谷物。杂豆类是富含淀粉的豆类食物,指包括红小豆、绿豆、芸豆、花豆等除大豆以外的豆类。全谷物和杂豆类较精制谷物含有更多的膳食纤维、B 族维生素、植物化学物及较低的血糖指数。

三 摄入适量瓜果蔬菜

(一)餐餐有新鲜蔬菜,烹调方法要得当

不同种类、颜色的蔬菜和水果的营养特点不同,绿色叶菜、黄色蔬菜、十字花科蔬菜和浆果类水果中含有多种抗氧化维生素,包括类胡萝卜素、维生素 C、维生素 E 等,以及植物化学物,

包括多酚类（如类黄酮等）、硫化物等。高血糖引起的氧化应激是糖尿病的重要发病机制,蔬菜水果中的抗氧化营养素有助于降低 2 型糖尿病发病风险。蔬菜、水果摄入量与 2 型糖尿病患者的糖化血红蛋白水平呈负相关。蔬菜能量密度低,膳食纤维含量高,矿物质含量丰富,增加蔬菜摄入量可以降低膳食的血糖指数。膳食的血糖指数与 2 型糖尿病患者的糖化血红蛋白呈显著正相关,膳食血糖指数越高,患者血糖控制水平也越差。同时,应注意蔬菜烹调方式的选择,避免烹调油摄入过量。

（二）每日蔬菜摄入量 500g 左右,深色蔬菜占 1/2 以上

《中国居民膳食指南(2022)》推荐健康成年人每日新鲜蔬菜摄入量不少于 300g,其中 1/2 应为深色蔬菜,糖尿病患者的每日新鲜蔬菜摄入量不应低于健康成年人,每日蔬菜摄入量不宜低于 300g。

（三）两餐之间适量选择水果,以低 GI 水果为宜

能否吃水果、怎样选择水果是糖尿病患者十分关心的问题。糖尿病患者可选择 GI 较低的水果,注意合理安排食用水果的时间,可选择两餐中间或者运动前、后吃水果,每次食用水果的数量不宜过多。

四 摄入优质肉类

（一）常吃鱼、禽,适量吃畜肉,减少肥肉摄入

鱼、禽、肉、蛋是优质蛋白的良好来源,也是糖代谢的重要调节因素。长期高蛋白膳食尤其是高动物蛋白膳食可增加 2 型糖

尿病发病风险。不同类型动物蛋白对糖尿病发病风险影响作用不同,应注意不同类型动物蛋白的摄入量。畜肉,尤其是肥瘦肉含有较多饱和脂肪酸,红肉摄入量与未来体重增加风险呈正相关。红肉摄入量与糖尿病风险之间的关联可能部分通过体重增加和肥胖来解释,而禽肉类摄入与 2 型糖尿病发病风险之间未见显著相关。在一定范围内减少红肉的摄入,可以降低 2 型糖尿病的发病风险。关于鱼类摄入与糖尿病关系研究尚无一致结论,有研究显示,脂肪含量较高鱼类的摄入与 2 型糖尿病发病风险呈负相关。

(二)少吃烟熏、烘烤、腌制等加工肉类制品

虽然未经加工和加工过的畜肉类含有相似数量的饱和脂肪,但加工肉类中的其他成分,特别是食盐和亚硝酸盐,可能是经常食用加工红肉人群患糖尿病风险更高的原因。亚硝酸盐和硝酸盐经常用于加工肉的保存,并且可以通过与胺类化合物在胃中或在食品中的相互作用而形成亚硝胺。过多摄入加工肉类(包括加工畜禽肉类),可增加 2 型糖尿病发病风险。另外,高盐摄入也是 2 型糖尿病的独立危险因素。

(三)每日吃一个鸡蛋

蛋类是膳食中优质蛋白质的良好来源,富含卵磷脂、胆碱、甜菜碱、类胡萝卜素、维生素及矿物质等,蛋类所含微量营养素主要集中在蛋黄中。《中国居民膳食指南(2022)》建议每日吃一个鸡蛋。

五 补充摄入奶类、豆类、坚果类食物

(一)每日 300ml 液态奶或相当量奶制品

蛋白质是牛奶中含量最丰富的营养素,与其他动物来源蛋

白质不同,牛奶及其制品可降低 2 型糖尿病发病风险。酸奶经过发酵后,更容易被人体消化吸收。选择酸奶时应选择不含蔗糖和蜂蜜的原味酸奶。

(二)重视大豆及其制品的摄入

大豆及豆制品的蛋白质含量高达 35% ~ 40%,属于优质蛋白,其脂肪以不饱和脂肪酸为主,含有丰富的 B 族维生素、维生素 E 和钙、铁等,还含有大豆异黄酮、大豆低聚糖、大豆卵磷脂等其他有益健康的成分。

(三)零食加餐可适量选择坚果

坚果营养丰富,脂肪含量高,以不饱和脂肪酸为主,还含有植物固醇、精氨酸、膳食纤维及钾、钙、镁等矿物质,适合作为零食加餐食用。用扁桃仁代替等能量的黄油,可降低餐后血糖且更有助于糖尿病患者长期血糖控制。因此,应将奶类、豆类、坚果类纳入 2 型糖尿病患者的每日膳食中,每日摄入相当于液态奶 250 ~ 300ml 的奶及奶制品、大豆及坚果类 30 ~ 50g。零食加餐可选择开心果、扁桃仁等坚果。

六 足量饮水,限制饮酒

(一)烹调注意少油少盐

烹调油摄入过多会导致膳食总能量过高,从而引起超重及肥胖,不利于维持血糖、血脂、血压等代谢指标在正常范围。因此,糖尿病患者应注意选择少油的烹调方式,每日烹调油使用量宜控制在 30g 以内。高盐膳食增加糖尿病发病风险,糖尿病患者要注意降低食盐用量,培养清淡口味,食盐用量每日不宜超过

6g。同时,注意限制酱油、鸡精、味精、咸菜、咸肉、酱菜等含盐量较高的调味品或食物的摄入。

(二)足量饮用白开水,也可适量饮用淡茶或咖啡

水是膳食的重要组成部分,推荐饮用白开水,也可以选择淡茶与咖啡。饮茶和咖啡可以降低 2 型糖尿病的发病风险。饮茶还有利于 2 型糖尿病患者的血糖、血压控制,改善胰岛素抵抗,降低糖尿病视网膜并发症的发生。饮用茶和咖啡对 2 型糖尿病患者也具有一定保护作用,包括降低空腹血糖、糖化血清蛋白、降低糖尿病患者的总死亡率和心血管疾病的死亡率等。

(三)不推荐糖尿病患者饮酒

酒精也会增加口服磺酰脲类药物的糖尿病患者发生低血糖的风险。对于药物治疗的糖尿病患者应避免酗酒和空腹饮酒。酒精可能会掩盖低血糖症状,促进酮体生成。过量饮酒还会增加肝损伤、痛风、心血管疾病和某些癌症发生的风险。因此,不推荐糖尿病患者饮酒。

七　膳食补充剂

人体营养素分为宏量营养素、微量营养素及其他膳食成分。宏量营养素是指人体需要量相对较大的营养素,它们在人体内起着提供能量、构建身体组织和维持生理功能的重要作用,主要包括蛋白质、脂类和碳水化合物。微量营养素是指人体需要量较少的营养素,但它们在人体内起着至关重要的作用,主要参与人体的代谢过程、酶的活性化、免疫系统的维护等,包括维生素和矿物质。其他膳食成分主要包括水、膳食纤维、植物营

养素、营养素相关的有机化合物等。虽然微量营养素在人体内的含量较少，但它们的缺乏会导致严重的健康问题。

由于工作忙碌、生活节奏快，现代很多人可能无法做到每餐都摄入足够的蔬菜、水果、全谷物等富含营养的食物，因此难以保证全面均衡的营养摄入。膳食补充剂包括维生素、矿物质、氨基酸、脂肪酸、酶、微生物(即益生菌)、草药、植物药和动物提取物或其他适合人类食用的物质，作为日常饮食的补充，可以帮助人们获取那些在日常饮食中摄入不足的营养素。

膳食补充剂可以针对特定的健康状况进行补充。例如，对于缺铁性贫血的人群，铁剂可以有效改善贫血症状；对于骨质疏松的人群，钙剂和维生素 D 的补充有助于增强骨骼健康；对于高血脂、糖尿病人群，膳食纤维补充剂可以帮助调节血脂和血糖水平。

特殊人群，如老年人、儿童、孕妇等，对营养素的需求与普通人群有所不同。膳食补充剂可以根据这些特殊人群的需求进行定制，提供他们所需的特定营养素，以满足其生长发育或健康维护的需要；另外，某些极端饮食模式，如全素食和生酮饮食人群由于饮食习惯的限制，可能无法从食物中获取足够的营养素，因此需要通过补充多种维生素(如维生素 A、B、C、D、E、K 等)，以及维持电解质平衡、促进骨骼健康、参与能量代谢的矿物质(如钾、镁、钠、钙、锌、硒、铁等)来维护健康状况。

需要注意的是，膳食补充剂并不能替代正常饮食，只是作为日常饮食的补充，帮助人们获取那些可能在日常饮食中摄入不足的营养素。因此，在选择膳食补充剂时，应强调其辅助作用，并鼓励人们保持均衡的饮食和健康的生活方式。同时，在选择和使用膳食补充剂时，也应根据自身需求和健康状况，在医生或营养师等专业人员的指导下进行。

八 注意进餐顺序

（一）定时定量进餐，餐次安排视病情而定

定时定量进餐，有助于糖尿病患者寻找自身餐后血糖变化规律及餐后血糖与膳食之间的关系，有利于医生对糖尿病患者的药物剂量进行调整。

在等能量、等膳食结构的前提下，少量多餐能够显著降低 2 型糖尿病患者餐后血糖的波动，有助于预防餐后高血糖及餐间低血糖的发生。在限制膳食能量的前提下，与一日六餐相比，一日两餐更能显著降低肥胖 2 型糖尿病患者的空腹血糖、C 肽、胰高血糖素水平及体重。因此，糖尿病患者的餐次安排应综合考虑患者的病情、运动情况、膳食习惯等因素进行个体化的安排。

（二）控制进餐速度，细嚼慢咽

对于超重和肥胖的 2 型糖尿病患者减慢进餐速度可以增加采用视觉模拟法（visual analog scale, VAS）评估的饱腹感，降低饥饿感。因此，细嚼慢咽可能有助于患者减少进食量，降低糖尿病发病风险。综合考虑，建议糖尿病患者减慢进餐速度，细嚼慢咽。

（三）调整进餐顺序，养成先吃蔬菜、最后吃主食的习惯

与传统的食物交换份法相比，改变进餐顺序是一种简单、易行、有效的利于糖尿病患者长期血糖控制的方法。与先吃主食后吃蔬菜（500g/d）和 / 或荤菜的进餐顺序相比，先吃蔬菜和 / 或荤菜后吃主食，其餐后血糖、胰岛素水平显著降低。按照蔬菜 - 荤菜 - 主食的顺序进餐可降低餐后血糖波动。长期坚持，还可使 2 型糖尿病患者餐后血糖及糖化血红蛋白水平显著降低。因此改变进餐顺序，按照蔬菜 - 荤菜 - 主食的顺序进餐，有利于糖

尿病患者短期和长期血糖控制。

九 食物估算方法

（一）餐盘法

中国营养学会以国家卫生计生委 2016 年发布的《中国居民膳食指南(2016)》为基础,编著《中国居民平衡膳食餐盘(2016)》,将其中核心工具"中国居民平衡膳食餐盘(2016)"进行可视化呈现,以"餐盘法"进行膳食指导,详见图文速查第三部分"五、中国居民平衡膳食餐盘"。

（二）手掌法则

"手掌法则"是加拿大糖尿病协会临床实践指南专家委员会推荐在糖尿病膳食教育中使用的方法,具体详见图文速查第三部分"五、中国居民平衡膳食餐盘"。

第四节

膳食模式的选择

一 地中海饮食

地中海饮食的特点是含有丰富的植物性食物(如水果、蔬菜、谷物、豆类、坚果等);选择当季新鲜的食物并采用粗加工的烹饪方式;新鲜水果作为每天的甜点,特殊情况下才使用浓缩糖

浆或蜂蜜调味;使用橄榄油作为膳食脂肪的主要来源;食用适量的乳制品(主要是奶酪和酸奶);每周食用少于 4 个蛋;较少食用红肉(频率低,量少);随餐饮用少量或适量的葡萄酒。

目前地中海饮食已是世界公认的健康膳食模式。虽然地中海饮食有鲜明的地域特点,但是其膳食模式还是有很多我们可以借鉴之处,如增加蔬菜、水果及奶制品的摄入量,增加白肉、减少红肉,经常采用富含单不饱和脂肪酸的烹调油如橄榄油、茶油等。

二　素食

素食在国内外都有漫长悠久的历史,包括全素膳食(不食用肉类和动物性产品)和蛋奶素膳食(不食用肉类但食用蛋类和乳制品)。素食摄入较少饱和脂肪和胆固醇,摄入较多水果、蔬菜、谷类、坚果、大豆产品、膳食纤维和植物化学物质,有助于降低慢性病的发病风险。

但值得注意的是,长期严格素食容易出现维生素 B_{12} 缺乏、内源性脂质代谢障碍等。因此,素食者应在营养师的指导下,采用平衡膳食的理论指导食物选择和搭配。

三　低脂饮食

低脂饮食强调多摄食蔬菜、水果、淀粉类(例如面包、饼干、面食、全谷类、含淀粉的蔬菜等)、瘦肉和低脂乳制品。每天总脂肪摄入量占总能量的 30% 以下,饱和脂肪的摄入量小于总能量的 10%。2013 年美国心脏协会(American Heart Association, AHA)和美国心脏病学会(American College of Cardiology,ACC)发布的《降低心血管风险生活方式管理指南》中不再强调低脂

饮食,而采用地中海饮食替代低脂饮食,但同时强调膳食中饱和脂肪供能比控制在 5% ~ 6%。

食物中的脂肪不但提供较高的热量,也同时增加了食物的风味,容易带来满足感和饱腹感。低脂饮食必然增加糖类或蛋白质的比例,往往只有在同时降低总能量摄入和体重减轻的情况下,才能从低脂饮食中获益。

四 低碳水化合物饮食

低碳水化合物饮食(low-carbohydrate diet,LCD)是指在满足蛋白质、维生素、矿物质、膳食纤维和水这五大元素的基础上,适量减少脂肪和碳水化合物的摄取,减去正常自由进食能量的 30% ~ 50%。通常需要在医生监督下进行。摄入碳水化合物低于 130g/d 或低于 520kcal/d,归为低碳水化合物饮食。

低碳水化合物饮食是改善和促进人体能量代谢的重要手段,可有效降低胰岛素抵抗,改善代谢,降低心血管代谢疾病的风险,还可通过启动细胞自噬,达成调节免疫、改善炎症、抗衰老、抗肿瘤及促进健康的目标。

五 生酮饮食

生酮饮食(ketogenic diet)是一种脂肪摄入量比例高(70% ~ 75%)、蛋白质摄入比例中等(20% ~ 27%)、碳水化合物摄入比例极低(3% ~ 5%)的饮食方法。其本质是促使人体产生酮体,帮助快速减脂。由于该饮食模式较为极端,需要在专业医师和营养师的指导下。同时注意禁止与钠-葡萄糖协同转运蛋白 2(sodium-glucose cotransporter 2,SGLT2)抑制剂联用。

六　得舒饮食

得舒饮食（the dietary approaches to stop hypertension, DASH）的组成含有丰富的蔬菜、水果、低脂乳制品、全谷物、禽肉类、鱼和坚果，而甜食、含糖饮料和红肉较少。DASH 的营养特点是总脂肪含量、饱和脂肪、胆固醇及钠含量均较低，而钾、镁、钙、蛋白质和膳食纤维含量丰富。

作为一种健康膳食的典范，DASH 被多国多部营养相关指南推荐给普通民众。DASH 除在降低血压、降低冠状动脉粥样硬化性心脏病及卒中发病风险中有保护性作用外，还可降低糖尿病、肾结石、结直肠癌及乳腺癌等疾病的发病风险。

七　糖尿病食谱范例

以下食谱适合轻体力活动的成人糖尿病患者，一天食谱的能量在 1 600 ~ 2 000kcal（个人热量计算方法，参考第三节膳食营养要素）范围，使用者可结合自身活动量及其他因素合理调整能量。食谱设计保持食物多样，尽量选择低 GI 食物、食药物质和中医食养方，详见表 7-4-1 至 7-4-6。

当体重过重或过轻，可以按照 25 ~ 30kcal/（kg·d）适当增减食材用量调整。全天限量烹调油 25g，盐 5g。

表 7-4-1　地中海饮食

	红薯
早餐	水煮鸡蛋
	豆浆

续表

中餐	杂粮饭
	凉拌蔬菜
	白灼虾
晚餐	杂粮饭
	凉拌菠菜
	三文鱼豆腐汤

表 7-4-2　**素食**

早餐	鲜榨橙汁
	法式面包
中餐	豌豆汤
	什锦蔬菜沙拉
晚餐	意大利面

表 7-4-3　**低脂饮食**

早餐	鸡蛋
	紫薯
	牛奶、益生菌
中餐	杂粮饭
	西蓝花炒虾仁
	水煮生菜
加餐	橙子
晚餐	凉拌菠菜
	水煮虾
	玉米棒

表 7-4-4　**低碳水化合物饮食**

早餐	脱脂牛奶
	水煮鸡蛋

续表

中餐	虾仁
	蔬菜
	豆腐
	番茄
晚餐	生菜
	苹果

表 7-4-5　生酮饮食

早餐	水煮菠菜
	扁豆
	水煮鸡蛋
	黑咖啡
中餐	鸡胸肉沙拉
	黑咖啡
加餐	杏仁、腰果、小番茄
晚餐	番茄炖牛肉
	煮什锦菠菜
	扁豆

表 7-4-6　得舒饮食

早餐	燕麦牛奶
	扁豆
	水煮鸡蛋
加餐	坚果、低糖水果
中餐	凉拌三丝
	清炒食蔬
	杂粮饭
	白灼虾
加餐	苹果

	宫保鸡丁
晚餐	清炒食蔬
	杂粮饭
加餐	无糖酸奶

　　以上食谱仅供参考,具体饮食计划和每日食物摄入量应由临床医师、营养师依据个人健康状况和营养需求制订。

第五节
糖尿病与心理健康

一　主要心理问题

(一)焦虑

　　糖尿病的管理包括每日的血糖监测、药物管理、饮食控制和定期的医生检查。这些日常任务可能给患者带来较大的心理压力。尤其是在糖尿病诊断初期,患者需要适应新的生活方式,这可能会引起焦虑。焦虑的来源还包括对低血糖或高血糖,以及可能出现的并发症(如心脏病、肾脏问题或视力丧失)的担忧。这些潜在的健康问题使患者不断处于紧张状态,影响他们的日常生活和情绪。

(二)抑郁

　　糖尿病患者患抑郁症的风险显著增加,这可能是由于长期

患病带来的负面情绪,如无助感、孤独感和对未来的恐惧。此外,糖尿病与抑郁症之间存在生物学上的关联,例如血糖水平的波动可能影响大脑的化学平衡,从而引发抑郁症状。抑郁症反过来又会影响患者的自我管理能力,使其更难以坚持治疗计划,形成恶性循环。

(三)饮食障碍

由于糖尿病患者需要严格控制饮食,他们可能会发展出饮食障碍。比如,一些患者可能会因为害怕血糖升高而过度限制饮食,导致营养不良。另一方面,有些患者可能会在情绪低落时暴饮暴食,尤其是食用高糖食物,这种行为不仅对身体有害,还会导致内疚和自责。长期的饮食控制要求和对食物的过度关注,可能引发心理上的压力和焦虑,进一步导致不健康的饮食行为。

二 应对策略

(一)自我管理

糖尿病的有效管理需要患者的高度参与和自律性。然而,心理健康问题如抑郁和焦虑可能会削弱患者的自我管理能力。抑郁的患者可能缺乏动力来进行日常的血糖监测或遵循医生的建议,导致病情的恶化。焦虑的患者可能对病情过度担心,导致过度用药或频繁检查血糖。良好的心理健康是有效自我管理的基础,而自我管理又是糖尿病控制的重要一环。

(二)社会支持

社会支持系统包括家庭、朋友、支持小组和医疗团队,对糖尿病患者的心理健康有重要影响。家庭成员和朋友的理解和

支持可以减轻患者的心理负担,增强他们应对疾病的信心。支持小组和患者互助小组可以提供情感支持和实际经验分享,使患者感到不孤单。医疗团队,特别是包括心理健康专业人士在内的团队,可以提供全面的支持和指导,帮助患者更好地管理病情。

(三)心理治疗

心理治疗,如认知行为疗法(cognitive behavioral therapy, CBT),对糖尿病患者的心理健康有显著的积极影响。CBT可以帮助患者识别和改变负面的思维模式,培养积极的应对策略。例如,CBT可以帮助患者应对低血糖的恐惧,改善其对饮食的态度,甚至提高他们的自尊心和自我效能感。除了CBT,正念疗法(mindfulness)和压力管理技巧也是有益的,它们可以帮助患者更好地应对日常生活中的压力和焦虑。此外,药物治疗也可以用于治疗严重的抑郁症或焦虑症。

(四)正确思维方式的建立

1. **不要忍耐**　在控制饮食时,尤其是限糖过程中,糖尿病患者应该在感到饥饿前就适度摄入低糖的食物,以预防来袭的饥饿感,防止到时控制不住自己,大量摄入糖分。因为饥饿感来袭时大脑发出的指令不是"控制糖分摄入",而是"积极地摄入蛋白质、脂肪性食物"。在限糖过程中,糖尿病患者不应该压抑自己的欲望,而是要以健康的方式让欲望得到满足。

2. **认同自己的感情**　当我们产生食欲的时候,先客观地描述给自己听,让自己认识到自己现在的感受。因为认识到并且认同自己的食欲,所以原本认为不好的欲望反而给了我们一次成功的体验。下次,我们就能够在自己产生欲望、无意识地乱吃

东西之前,及时地发现自己的欲望。从"发现不了自己无意识的欲望"到"发现它"就是一个巨大的进步。在抗击糖尿病的过程中,积极发现自己的进步,肯定自己、认同自己,有助于形成正反馈,积极控制血糖。

3. 立足自身,实事求是 对于糖尿病患者来说,每个患者所面临的困境各有不同,运动处方和膳食计划也不同,需结合自身实际情况制订合适的目标,既不盲目自信,也不妄自菲薄。一定要当一个彻底的现实主义者,对于不合心意的事情、不想认可的事情,一定要客观地接受它。只有在认清现实的基础上,坚持自己的信念,才能够取得最后的成功。

第六节

糖尿病与睡眠

一 糖尿病与睡眠的相互影响

糖尿病对睡眠的影响是显著且复杂的。这种影响通常是双向的,糖尿病及其管理可能干扰正常的睡眠模式,不良的睡眠质量和睡眠障碍也可能恶化糖尿病的病情。糖尿病患者可能会经历夜间低血糖或高血糖的情况,这些都可能导致频繁醒来,影响睡眠连续性和深度。高血糖水平还可能增加夜间排尿的次数,进一步打断睡眠。此外,糖尿病并发症如神经病变可能引起腿部不适,如疼痛和刺痛感,这也会干扰正常的睡眠模式。睡眠呼吸障碍,特别是睡眠呼吸暂停,与糖尿病有较高的共病率,这

种情况下的重复血氧饱和度下降和觉醒反应会显著降低睡眠质量。

睡眠与糖尿病相互影响的具体机制如下。

(一)睡眠不足与胰岛素抵抗

睡眠不足或质量差会导致身体对胰岛素的敏感性降低,发生胰岛素抵抗。这是因为睡眠不足时,身体的代谢过程会受到干扰,导致胰岛素的作用减弱。胰岛素抵抗是2型糖尿病的一个主要风险因素,因为它使得细胞无法有效利用血糖,从而导致血糖升高。

(二)激素失衡

睡眠影响多种激素的分泌,如瘦素(leptin)和胃促生长素(ghrelin)。瘦素有助于抑制食欲,而胃促生长素则会增加食欲。睡眠不足会导致瘦素水平下降和胃促生长素水平上升,进而增加食欲,特别是对高糖高脂食物的渴望。这种饮食行为会导致体重增加和肥胖,而肥胖是糖尿病的主要风险因素之一。

(三)血糖调节

充足的睡眠有助于维持稳定的血糖水平。睡眠时,身体能够更有效地调节血糖,并减少白天血糖波动的幅度。相反,睡眠不足可能导致昼夜节律紊乱,使得血糖水平更难以控制。这对糖尿病患者尤为重要,因为稳定的血糖水平是管理病情的关键。

(四)压力与炎症反应

睡眠不足会增加身体的压力反应,导致皮质醇等压力激素的

分泌增加。长期的高皮质醇水平会增加胰岛素抵抗和血糖水平。此外，睡眠不足还会导致全身性炎症的增加，而慢性炎症与胰岛素抵抗和糖尿病的发展密切相关。

(五)代谢综合征

代谢综合征是人体的蛋白质、脂肪、碳水化合物等物质发生代谢紊乱的病理状态，是一组复杂的代谢紊乱综合征。包括肥胖、血脂代谢异常、高血糖、高血压等。代谢综合征的发生常与睡眠不足有关，代谢综合征显著增加 2 型糖尿病的风险，因此睡眠不足可增加糖尿病的风险。

(六)睡眠呼吸暂停与糖尿病

睡眠呼吸暂停是一种常见的睡眠障碍，特征是睡眠期间反复发生呼吸暂停。它与 2 型糖尿病之间存在密切关联。睡眠呼吸暂停会导致夜间缺氧，增加压力激素的分泌和炎症水平，进而促进胰岛素抵抗和糖尿病的发展。此外，睡眠呼吸暂停常与肥胖同时出现，而肥胖本身也是糖尿病的重要风险因素之一。

睡眠呼吸暂停综合征（sleep apnea syndrome，SAS）是糖尿病患者中较为常见的一种睡眠障碍，表现为睡眠时反复出现的呼吸暂停和低通气。SAS 不仅影响睡眠质量，还会导致血糖控制不良，增加心血管疾病的风险。

为了有效管理和治疗 SAS，呼吸机治疗成为了许多患者的重要选择。通过不同类型的呼吸机设备，可以有效地维持气道开放，改善患者的呼吸质量和整体健康状况。

呼吸机治疗的作用和原理有①持续气道正压通气(continuous positive airway pressure，CPAP)：通过持续向气道提供正压，防止气道在睡眠时塌陷，从而维持呼吸道畅通；②双水平气道正压通气

(bilevel positive airway pressure,BPAP)：在吸气和呼气时提供不同的气道压力，适用于一些需要更复杂呼吸支持的患者；③适应性伺服通气(adaptive servo ventilation,ASV)：可以根据患者的呼吸模式自动调整压力，适用于复杂性睡眠呼吸暂停综合征。

呼吸机对糖尿病患者的益处：

1. **改善呼吸暂停事件**　减少或消除睡眠期间的呼吸暂停，改善氧合状态。

2. **提高睡眠质量**　通过减少夜间觉醒次数，帮助患者获得更深层次的睡眠。

3. **降低血糖波动**　稳定的睡眠有助于减轻胰岛素抵抗，改善血糖控制。

4. **减轻日间嗜睡**　提高夜间睡眠质量后，患者白天的精神状态会有所改善。

5. **降低心血管风险**　SAS 治疗后，心脏负担减轻，心血管疾病风险降低。

（七）生物钟与糖代谢

人体的生物钟或昼夜节律对糖代谢有着重要影响。研究表明，昼夜节律紊乱，如倒班工作或不规律的睡眠时间，会增加 2 型糖尿病的风险。这是因为昼夜节律紊乱会干扰胰岛素的分泌和血糖的调节，从而增加胰岛素抵抗的风险。

二　睡眠干预方法

（一）遵循良好的睡眠卫生

固定睡眠时间：设定一个固定的睡觉和起床时间，哪怕在周末或假期也尽量保持一致。这有助于稳定生物钟，使身体习惯

于一致的睡眠模式。

创造舒适的睡眠环境:确保卧室是用于睡眠和放松的理想环境。如准备舒适的床垫和枕头,以及控制房间的温度、光线和噪声。使用遮光窗帘或耳塞可以帮助在需要时隔绝光线和噪声。

(二)限制咖啡因和酒精

咖啡因和酒精都是已知的睡眠干扰因素。咖啡因是一种兴奋剂,可以在体内停留数小时,影响入睡。酒精虽然最初可能会使人感到困倦,但它会在夜间后半段干扰睡眠周期,导致睡眠质量下降。

(三)规律运动

定期参加中等强度的运动,如快步走、游泳或骑自行车,可以帮助提高睡眠质量。然而,应避免在睡前几小时内进行剧烈运动,因为这可能会使身体过于兴奋,难以入睡。

(四)饮食

睡前避免进食过多,特别是避免油腻、辛辣或重口味的食物,因为它们可能导致夜间消化不良或胃酸反流,干扰睡眠。同时,确保不要饥饿或过饱,这两种极端情况都可能影响睡眠。

(五)睡前放松

学习和实践放松技巧,如深呼吸、冥想、渐进性肌肉放松或轻柔瑜伽,可以帮助减轻身体和心理上的紧张,使患者更容易入睡。

(六)限制屏幕时间

电子设备发出的蓝光可以抑制褪黑素的产生,褪黑素是一种促进睡眠的激素。因此,睡前至少 1h 应避免使用电子设备,以帮助身体准备进入睡眠状态。

(七)建立睡前仪式

发展一套固定的睡前习惯,如泡澡、阅读或听轻柔的音乐,可以作为身体和大脑准备睡眠的信号,有助于更快地入睡。

(八)心理调适

如果睡眠问题是由焦虑或压力引起的,可以采用心理治疗,如认知行为疗法,帮助改变导致失眠的思维模式和行为,这已经被证明可有效治疗失眠。

(九)日间光照

在白天尤其是早晨接触到自然光,可以帮助调节生物钟,改善夜间睡眠质量。

(十)专业睡眠治疗

如果尝试了上述方法但睡眠问题仍然存在,可能需要寻求神经内科、内分泌科等科室睡眠专家的帮助。他们可以提供进一步的评估和可能的治疗,如睡眠研究或针对特定睡眠障碍的干预。

参考 文献

[1] 张晓萌,李君.食养原则与建议——解读成人糖尿病食养指南(2023年版)[J].中国糖尿病杂志,2023,31(11):873-876.

[2] 中国营养学会糖尿病营养工作组.《中国 2 型糖尿病膳食指南》及解读 [J]. 营养学报,2017,39(6):521-529.

[3] 中国老年学和老年医学学会,谢春光,冉兴,等. 老年 2 型糖尿病慢病管理指南 [J]. 中西医结合研究,2023,15(4):239-253.

[4] 《缓解型糖尿病中国专家共识》编写专家委员会. 缓解 2 型糖尿病中国专家共识 [J]. 中国全科医学,2021,24(32):4037-4048.

[5] OLUBUKOLA A,PATRICK E,JONATHAN P.Systematic review and meta-analysis of different dietary approaches to the management of type 2 diabetes[J]. Am J Clin Nutr, 2013(3):505-516.

[6] VLACHOS D,MALISOVA S,LINDBERG FA, et al. Glycemic Index (GI) or Glycemic Load (GL) and dietary interventions for optimizing postprandial hyperglycemia in patients with T2 diabetes: a review[J]. Nutrients, 2020, 12(6):1561.

[7] 罗宝瑜,苏恒. 固定餐盘法在糖尿病饮食治疗中的应用研究 [J]. 护士进修杂志,2019,34(12):1071-1074.

[8] 杨梅,胡薇. "手掌法则"在 2 型糖尿病患者饮食控制中的应用 [J]. 中国初级卫生保健,2020,34(6):106-108.

[9] DAVIS C, BRYAN J, HODGSON J, et al.Definition of the mediterranean diet: a literature review[J]. Nutrients, 2015, 7(11):9139-9153.

[10] TOI PL, ANOTHAISINTAWEE T, CHAIKLEDKAEW U, et al. Preventive role of diet interventions and dietary factors in type 2 diabetes mellitus: an umbrella review [J]. Nutrients, 2020, 12(2722):2722.

第八章

糖尿病的
血糖监测

第一节

血糖监测的重要性

　　血糖监测是糖尿病管理的关键组成部分之一,是患者实现有效疾病管理、预防急性和长期并发症,以及维护整体健康和生活质量的关键。它能够提供实时的血糖水平信息,帮助糖尿病患者评估糖代谢紊乱的程度,及时调整饮食、运动和药物治疗计划,确保血糖水平保持在理想范围内。持续的血糖监控有助于避免低血糖或高血糖的急性事件,减少因血糖波动引起的不适,同时显著降低因长期高血糖导致的心脏病、肾病、视网膜病变和神经病变等并发症的风险。此外,定期的血糖监测能够为医生提供调整治疗方案的重要数据,评价血糖管理的效果,使患者能够更好地理解自己的病情,提高自我管理的能力,从而增强对疾病控制的信心和自我效能感。因此,血糖监测不仅有助于改善糖尿病患者的生理健康,还能显著提升他们的心理福祉和生活质量,使他们能够更加积极地面对糖尿病带来的挑战。

日常血糖监测

一 血糖仪的基本使用方法

利用血糖仪和毛细血管血(指尖血)监测血糖是糖尿病患者日常管理血糖的一种常见方法,其过程见图 8-2-1。

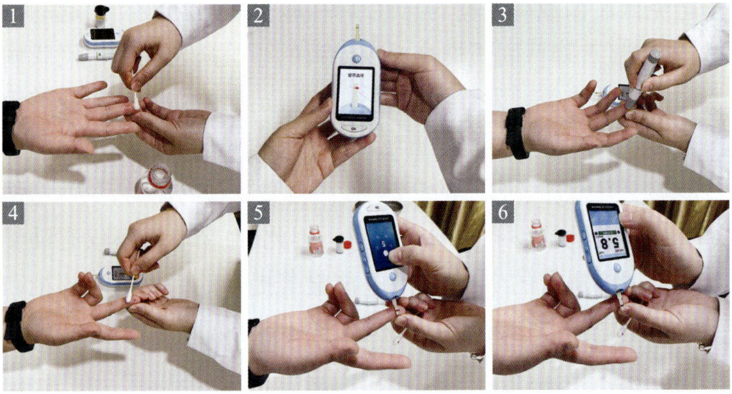

图 8-2-1　血糖仪的基本使用方法

(一)准备工作

清洁双手:使用温水和肥皂彻底清洗双手,然后用干净的毛巾擦干或在空气中晾干。确保手指完全干燥,避免稀释样本。

检查血糖仪和试纸条:确保血糖仪功能正常,并确认试纸条在有效期内且未被污染或暴露在极端环境下。

(二)插入试纸条

将试纸条插入血糖仪中，直到仪器开启。大多数现代血糖仪在插入试纸条后会自动开机。

(三)准备采血工具

将采血笔装上新的采血针头，并根据个人的采血需求调整采血深度。通常，采血笔会有不同的深度设置以适应不同厚度的皮肤。

(四)选择采血部位

选择一个指尖的侧面作为采血点。避免使用手指尖端，因为那里的神经末梢较多，可能会更痛。建议轮换不同的手指和采血点，以避免某一区域过度采血导致的疼痛或硬结。

(五)采血

使用酒精棉球轻轻擦拭选定的采血点，然后让其自然干燥。将采血笔紧贴皮肤，按下按钮进行采血。

(六)获取血滴

轻轻按压手指周围的区域，直到形成一个小血滴。避免过度挤压，因为这可能导致组织液混入血液，影响测量结果。

(七)应用血样

擦去第一滴血液，用试纸条接触采血点采血。不要将血滴直接挤压到试纸条上，而是让试纸条自然吸收所需的血量。

(八)读取结果

等待血糖仪分析血样并显示结果。通常需要几秒钟到 1min 不等。

(九)处理和记录

使用酒精棉球按压采血点直到出血停止,并妥善处理使用过的采血针头和试纸条。记录血糖读数,注意记录时间、日期,以及任何可能影响血糖的因素(如饮食、运动、药物等)。

(十)定期校准

根据制造商的指导定期校准血糖仪,确保读数的准确性。

二 血糖监测计划

(一)确定监测频率

根据糖尿病的类型(1 型、2 型或妊娠糖尿病)、治疗方案(使用胰岛素、口服降糖药或饮食控制)及个人的健康状况来确定监测频率。一般来说,需要胰岛素治疗的糖尿病患者可能需要每天多次监测,而仅通过饮食和运动控制血糖的患者可能监测的频率较低。

(二)选择监测时间点

血糖监测时间点通常包括三餐餐前和餐后、睡前、夜间 12 点和 3 点,糖尿病患者一天需要测 7 次血糖到 9 次血糖,7 次血糖就是测三餐前血糖、三餐后血糖以及睡前血糖,9 次血糖就是在 7 次的基础上加夜间 12 点和 3 点的血糖测试。

(三)选择和分析数据

记录每次测量的血糖值,并注意任何可能影响血糖的因素,如饮食、运动、情绪状态和药物使用。定期回顾这些记录,分析血糖波动的模式和原因。

(四)设定血糖目标范围

与医疗团队合作,根据个人的健康状况、年龄和生活方式等因素设定个性化的血糖目标范围。这些目标应该既现实又能够达到,旨在降低低血糖风险,同时控制高血糖。

(五)应对措施

制订应对高血糖和低血糖的具体计划,可能包括调整饮食、增加或减少运动、调整药物剂量或在必要时联系医疗专业人员。

(六)定期评估计划

定期与医疗团队一起评估血糖监测计划的有效性,并根据需要进行调整,包括更改监测频率、调整血糖目标或采取新的管理策略。

三 血糖监测问题

在日常的血糖检测过程中,糖尿病患者可能会遇到影响检测结果的准确性和可靠性的各种问题。了解这些常见问题及其解决方案对于确保血糖管理的有效性至关重要。

(一)血糖仪和试纸条的兼容性问题

使用不兼容的血糖仪和试纸条可能导致不准确的读数。患者应确保使用的试纸条与血糖仪是匹配的,并遵循制造商的指导。

(二)过期或受损的试纸条

过期或受到温度、湿度影响的试纸条可能无法提供准确的血糖读数。每次使用前都应检查试纸条的有效期,避免在过热或过冷的环境中进行血糖检测,并按照制造商的指示储存试纸条。

(三)血样不足

如果血滴太小,可能无法获得足够的血液样本进行准确测量。应确保按照血糖仪的要求获取足够大小的血滴。

(四)不正确的操作方法

操作方法不当,如未按照正确步骤使用血糖仪和试纸条,也会影响测量结果的准确性。应仔细阅读并遵循血糖仪的使用说明。

(五)手部清洁问题

如果采血前手部未彻底清洁,残留的食物颗粒或其他物质可能会污染血样,导致读数偏高或偏低。使用温水和肥皂彻底清洁手部,并确保手指完全干燥。

(六)血糖仪校准问题

血糖仪如果没有定期校准,可能会导致读数偏差。应定期

校准血糖仪,确保其准确性。

(七)血液成分的变化

脱水、贫血或其他血液成分的变化可能影响血糖读数。在这些情况下,应与医疗专业人员讨论可能的影响,并寻求适当的指导。

(八)使用不当的采血技术

采血技术不当,如过度挤压手指,可能导致组织液混入血样,影响结果的准确性。采血时应轻轻按摩手指,避免过度挤压。

四　持续葡萄糖监测

持续葡萄糖监测(continuous glucose monitoring,CGM)是指通过葡萄糖传感器连续监测皮下组织间液的葡萄糖浓度变化的技术,用于为糖尿病患者提供实时的血糖水平监测。与传统的毛细血管血糖测试相比,CGM系统能够提供更全面的血糖水平信息,包括实时读数、血糖趋势和警报,有助于患者更有效地管理病情。

(一)组件和工作原理

CGM系统的工作原理图见图8-2-2,CGM系统主要由三部分组成:

1. **传感器**　通常被置于皮肤下(如腹部或上臂),用于持续监测组织液中的葡萄糖水平。传感器内含有一个小型电极,能够将检测到的葡萄糖水平转化为电信号。

2. **发射器**　安装在传感器上方,用于收集传感器的数据并

通过无线方式发送到显示设备。

3. **显示设备**　可以是专用的接收器、智能手机或其他智能设备,用于显示实时血糖读数、趋势图和警报。

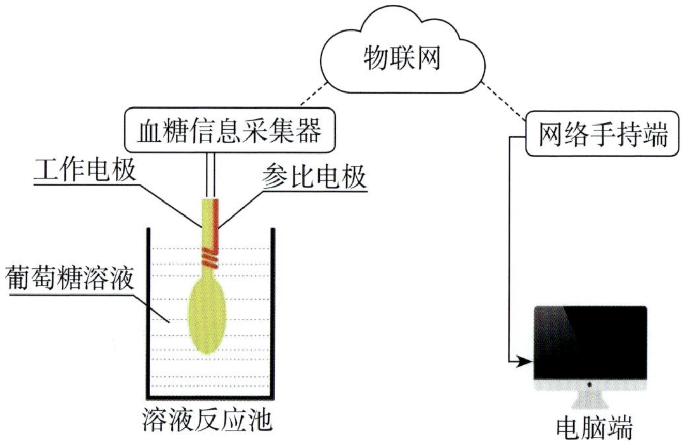

图 8-2-2　**持续葡萄糖监测系统工作示意图**

(二)功能和优势

1. **实时血糖监测**　CGM 系统提供实时的血糖读数,允许患者随时了解自己的血糖水平,这有助于及时做出饮食、运动或药物调整的决策。

2. **血糖趋势追踪**　除了实时数据,CGM 系统还能显示血糖水平随时间的变化趋势,帮助患者和医生理解血糖波动的模式,并据此调整治疗方案。

3. **减少指尖采血**　传统的血糖监测需要频繁的指尖采血,这不仅痛苦而且不便。CGM 系统减少了这种需要,提高了患者的舒适度。

4. **预警系统**　许多 CGM 设备具备高血糖和低血糖的预警

功能,能够在血糖达到危险水平之前提醒患者,从而预防可能的急性并发症。

5. **改善糖尿病管理**　通过提供详细的血糖数据,CGM 有助于更精准地管理糖尿病,包括药物剂量的调整和生活方式的改变,从而改善长期血糖控制和降低并发症风险。

6. **夜间监控**　CGM 系统能够在夜间持续监测血糖水平,降低夜间低血糖的风险。

7. **数据记录和分享**　CGM 系统能够记录长期的血糖数据,便于回顾和分析。这些数据也便于医生远程监控、给出个性化的医疗建议。

8. **促进自我管理**　CGM 系统提供的即时反馈和详细数据有助于患者更好地理解自己的病情和治疗反应,从而促进自我管理能力的提升。

9. **适应性强**　CGM 系统适用于各种类型和阶段的糖尿病患者,包括需要密切监控血糖的 1 型糖尿病患者和希望改善血糖控制的 2 型糖尿病患者。

10. **与其他设备集成**　一些 CGM 系统可以与胰岛素泵等其他糖尿病管理设备集成,实现更加自动化和个性化的血糖控制策略。

(三)使用和管理

1. **穿戴和更换**　传感器需要定期更换,通常每 7 ~ 14d 更换 1 次,具体取决于制造商的建议。安装新传感器通常比较简单,但需要遵循正确的步骤以确保准确性和降低感染风险。

2. **校准**　某些 CGM 系统可能需要使用传统的指尖血糖测试结果进行定期校准,以确保数据的准确性。但最新的 CGM 系统已经减少了校准的需求。

3. **数据解读** 正确解读 CGM 提供的数据对于有效管理糖尿病至关重要。患者需要了解如何解读实时读数、趋势图和警报，并根据这些信息做出适当的管理决策。

（四）与 CGM 系统相应的新型血糖控制"度量衡"

1. **目标范围内时间**（time in range，TIR） 指血糖水平在目标范围内的时间百分比。目标范围通常设定为 3.9 ~ 10.0mmol/L，TIR 目标为 > 70%。TIR 越高，表示血糖控制越好；TIR 每增加 5%，T1DM 和 T2DM 患者显著临床获益；对于高风险 T1DM/T2DM 患者，TIR 目标降至 > 50%。

2. **高于目标范围时间**（time above range，TAR） 指血糖水平高于目标范围的时间百分比。TAR 与糖尿病急性并发症密切相关，过高的 TAR 可能增加并发症的风险，如高 TAR 与心血管疾病的发生率显著相关。

3. **低于目标范围时间**（time below range，TBR） 指血糖水平低于目标范围的时间百分比。TBR 作为评估低血糖的重要指标，其水平与低血糖所致的认知受损、低血糖反应受损、心律失常、合并急性冠脉综合征患者全因死亡等不良预后密切相关。

TIR、TAR、TBR 已被国内外指南 / 共识纳入血糖控制目标，大多数 2 型糖尿病患者 TIR 应 > 70%、TBR 应 < 4%。

范例：某患者连续 15d 的血糖趋势图，从这张监测趋势图中患者可以清楚看到自己在 15d 内的血糖波动情况，以及血糖在目标范围内的时间等信息，从而帮助患者更好地控制血糖避免大幅度波动，如图 8-2-3。

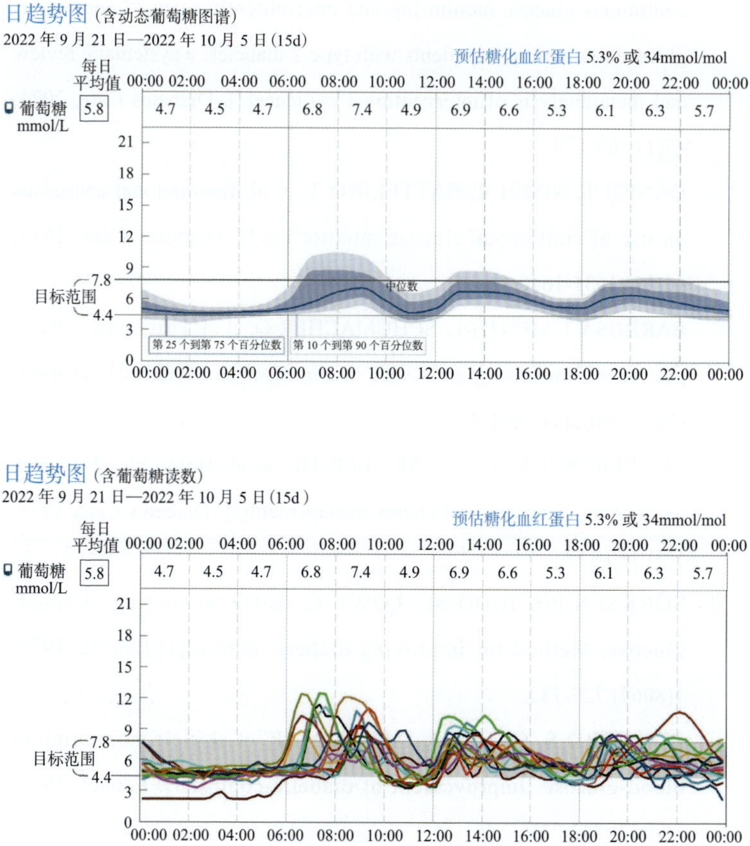
日趋势图（含动态葡萄糖图谱）
2022 年 9 月 21 日—2022 年 10 月 5 日（15d）
预估糖化血红蛋白 5.3% 或 34mmol/mol
每日平均值
葡萄糖 mmol/L
5.8
00:00 02:00 04:00 06:00 08:00 10:00 12:00 14:00 16:00 18:00 20:00 22:00 00:00
4.7 4.5 4.7 6.8 7.4 4.9 6.9 6.6 5.3 6.1 6.3 5.7
21 18 15 12 9 6 3 0
7.8
目标范围
4.4
中位数
第 25 个到第 75 个百分位数
第 10 个到第 90 个百分位数
日趋势图（含葡萄糖读数）
2022 年 9 月 21 日—2022 年 10 月 5 日（15d）
预估糖化血红蛋白 5.3% 或 34mmol/mol
每日平均值
葡萄糖 mmol/L
5.8
00:00 02:00 04:00 06:00 08:00 10:00 12:00 14:00 16:00 18:00 20:00 22:00 00:00
4.7 4.5 4.7 6.8 7.4 4.9 6.9 6.6 5.3 6.1 6.3 5.7
21 18 15 12 9 6 3 0
7.8
目标范围
4.4

图 8-2-3 某患者连续 15d 血糖趋势图

参考文献

[1] BATTELINO T, ALEXANDER CM, AMIEL SA, et al. Continuous glucose monitoring and metrics for clinical trials: an international consensus statement[J]. Lancet Diabetes Endocrinol, 2023, 11(1):42-57.

[2] SEIDU S, KUNUTSOR SK, AJJAN RA, et al. Efficacy and safety of

continuous glucose monitoring and intermittently scanned continuous glucose monitoring in patients with type 2 diabetes: a systematic review and meta-analysis of interventional evidence[J]. Diabetes Care, 2024, 47(1):169-179.

[3] DANNE T, NIMRI R, BATTELINO T, et al. International consensus on use of continuous glucose monitoring[J]. Diabetes Care, 2017, 40(12):1631-1640.

[4] BARBOSA J, MENTH L, SCHUMACHER G, et al. Feasibility of blood glucose self-monitoring in unstable insulin-dependent diabetes[J]. Diabetes Care, 1980, 3(1):155-159.

[5] SKYLER JS, LASKY IA, SKYLER DL, et al. Home blood glucose monitoring as an aid in diabetes management[J]. Diabetes Care, 1978, 1(3):150-157.

[6] SÖNKSEN PH, JUDD SL, LOWY C. Home monitoring of blood-glucose. Method for improving diabetic control[J].Lancet, 1978, 1(8067):729-732.

[7] WALFORD S, GALE EA, ALLISON SP, et al. Self-monitoring of blood-glucose. Improvement of diabetic control[J]. Lancet, 1978, 1(8067):732-735.

52检